114

Td 10.

T 3563

SUR

LES HÉMORRHOÏDES

FERMÉES;

Traduit de l'allemand du Docteur Hildebrandt, Professeur de Médecine et de Chimie à l'Université d'Erlangen.

Par C. C. H. MARC,

Docteur en Médecine, Membre de la Société Médicale de Paris.

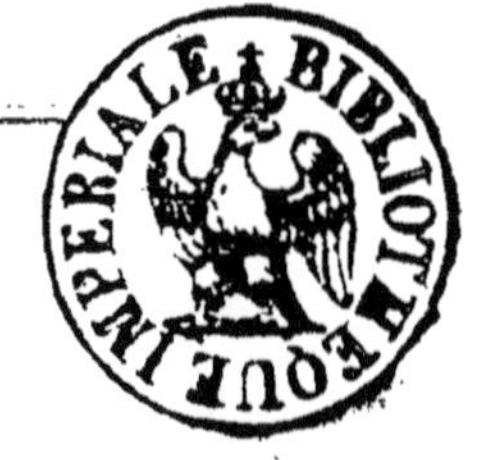

A PARIS,

Chez Méquignon l'aîné, Libraire de l'École et de la Société de Médecine, rue de l'École de Médecine, n° 3, vis-à-vis celle Hautefeuille.

AN XIII — 1804.

A

M^r. J. L. ALIBERT,

MÉDECIN DE L'HOPITAL S. LOUIS,

Membre de la Société de l'École et de celle de Médecine de Paris, de la Société Médicale d'Émulation, de l'Académie Royale de Médecine de Madrid, de celle des Sciences de Turin, &c.

COMME un foible témoignage de mon amitié et de l'estime que ses talens distingués m'inspirent. Il a déchiré le voile qui déroboit à nos regards le vrai caractère des maladies chroniques, et il a assis sur ses véritables fondemens la thérapeutique médicinale.

MARC.

PRÉFACE DU TRADUCTEUR.

PARMI les maladies qui affligent l'espèce humaine, il en est une très-commune de nos jours, et dont l'empire s'étend d'autant plus, qu'elle n'inquiète ordinairement qu'après avoir jeté des racines assez profondes pour présenter des obstacles souvent insurmontables à celui qui entreprend de la combattre.

Les hémorrhoïdes, sur-tout celles fermées, ne sont le plus ordinairement soumises aux soins des gens de l'art que lorsqu'elles sont parvenues à ce dégré d'intensité qui les rend ou incommodes ou extrêmement douloureuses. D'autres fois encore l'existence de cette maladie est facilement dérobée à la connoissance du médecin, parce qu'on la regarde plutôt comme une légère indisposition que comme une affection réelle.

Le Traité du docteur *Hildebrandt*, sur les Hémorrhoïdes fermées, et dont je présente une traduction au public, peut être rangé au nombre de ces monographies didactiques qui, par leur précision et leur clarté, méritent l'approbation des hommes de l'art. Je le soumets à leur jugement, et ose me flatter

d'avance qu'ils me sauront gré d'avoir enri-
chi la langue française d'un ouvrage qui,
non-seulement peut servir de guide aux médecins dans la connoissance et le traitement
d'une maladie encore si peu connue, mais qui
encore instruit les malades d'une manière rai-
sonnée sur la conduite qu'ils ont à tenir.

Personne plus que moi n'est convaincu des
inconvéniens de la médecine populaire, lorsqu'on veut l'étendre au‑delà de ses justes
limites ; mais aussi personne plus que moi
n'est pénétré de l'importance salutaire de ces
écrits populaires qui seulement se bornent à
une prophylactique bien entendue, ou encore
qui instruisent les malades sur le régime à
suivre dans les diverses maladies. Ce dernier
point sur-tout me paroît d'une utilité incontestable. Les préceptes et les raisonnemens du
médecin s'effacent bientôt de la mémoire du
malade, à moins qu'on ne les lui réitère journellement ; au lieu que, consignés dans un
ouvrage philosophique, il est à même de
les présenter à son esprit toutefois qu'il le
desire.

C'est sous ces divers rapports que le présent ouvrage peut avoir également des droits
à l'intérêt des médecins et des malades.

Je me réserve d'examiner en une autre

occasion, si c'est à tort ou à raison que l'on reproche aux Allemands d'être diffus. Quelle que puisse être la réalité de cette inculpation, je ne la redoute point pour l'écrit que je présente au public, et qui, comme tous ceux du même auteur, se caractérise par une marche rapide et aphoristique. Il suffira de le lire pour se convaincre de la vérité de ce que j'avance.

Aussi, et tout en tâchant de me conformer à l'esprit de la langue française, me suis-je écarté le moins possible de l'original. C'est actuellement au public à apprécier jusqu'à quel point j'ai atteint ce but. C'est dans son accueil favorable que je retrouverai la plus douce récompense de mes foibles efforts; elle m'encouragera à lui transmettre par la suite quelques autres productions étrangères que je présume dignes de fixer son attention.

CHAPITRE PREMIER.

De la Pléthore du rectum en général.

> Mechanices in medicinæ usum esse summum,
> utilitatem maximam.
>
> BOERHAAVE, *Oratio de usu
> ratiocinii mechanici, p. 2.*

§. Ier.

LA connoissance de la force vitale, attribut de l'être animé, est regardée par les pathologistes modernes comme la base principale de leur science ; plus ils parviennent à en reculer les bornes, plus cette opinion leur paroît fondée. Cependant il seroit inconvenable de perdre entièrement de vue l'assertion qui sert d'épigraphe à ce chapitre, et que *Boerhaave* développa en maître dans un de ses discours académiques. Notre corps, malgré qu'il soit doué de vitalité, n'en est pas moins une machine dont,

A

pour bien apprécier l'état de santé et de maladie, pour bien fixer le choix des moyens propres à maintenir ou à rétablir l'intégrité, il ne suffit point de s'arrêter exclusivement à cette faculté si puissante qui distingue l'être vivant de la substance inorganique. Il faut consulter parfois les loix de statique et de mécanique.

§. II.

Ce que nous venons d'avancer, s'applique entr'autres à cette grande découverte de *William Harvey*, découverte aussi précieuse en médecine que le fut en physique celle de *Otto de Guericke* (1). On sent que nous entendons parler de la circulation du sang et des maladies qui tiennent plus particulièrement aux dérangemens de cette importante fonction, ici, entr'autres, de la *pléthore des divers organes*.

§. III.

La quantité *relative* du sang est parfaitement égale dans tous les organes, lorsque l'économie animale jouit d'une santé *absolue*. La dilatation d'une artère ne surpasse point, toute proportion gardée, celle d'une autre. Les veines de chaque organe en retournent dans le même

---

(1) Inventeur de la machine pneumatique.

(3)

espace de temps, une portion de sang égale à celle qui lui avoit été fournie par les artères.

§. I V.

La quantité de la masse *totale* du sang peut même éprouver un accroissement ou une diminution, c'est-à-dire, une pléthore constitutionnelle ou l'état opposé, peuvent avoir lieu, sans que pour cela ce rapport proportionnel en souffrît. Ainsi donc, les artères et les veines se dilateront également en raison de l'augmentation de la masse totale du sang ; cette dilatation au contraire sera moindre ou bien négative, quoique toujours égale, en raison de la diminution de la masse générale.

§. V.

Notre organisation considérée dans son ensemble, même chaque organe considéré en particulier, s'éloigne plus ou moins de cet état de santé parfaite, absolue. Mon ami *Roose* dit fort bien que *l'état de parfaite santé appartient aux chimères de ce monde* (1). Cette égalité parfaite de la quantité relative du sang ne sauroit donc être rencontrée ; les causes qui la détruisent dans l'un ou l'autre organe sont si communes, qu'elles

______

(1) *Voyez* son excellent Traité sur la Santé de l'Homme. Goettingue, 1793.

doivent nécessairement influer sur l'état de santé parfaite, sans pour cela être assez sensibles pour constituer ce que nous appelons un état de maladie. Portons seulement notre attention sur ces congestions naturelles vers la matrice, qui dépendent de la menstruation et de la grossesse; vers l'estomac, qui tiennent à la digestion; vers les parties sexuelles, inséparables des desirs et des plaisirs de l'amour; nous trouverons que déjà elles seules nous obligent de restreindre l'assertion précédente ($.III.) et de la soumettre à une définition plus exacte. Mais laissons actuellement ces déviations, ou insensibles ou naturelles, et arrêtons-nous à celles plus sensibles et plus permanentes.

$. VI.

Elles sont de deux espèces : un organe peut avoir trop de sang, ou bien il peut ne pas en avoir asez. Mon but m'oblige de ne m'occuper que de la première de ces suppositions. Lorsqu'un organe contient trop de sang relativement aux autres, il en résulte cet état qu'on désigne par le nom de *pléthore locale*, qui, lorsqu'elle parvient à un certain degré et qu'elle n'est point naturelle ($. V.), devient une cause prochaine de plusieurs maladies; elle en constitue déjà en quelque sorte une par elle-même.

§. VII.

La pléthore locale peut particulièrement dépendre de trois causes. Les vaisseaux de l'organe
souffrant peuvent être ou trop relâchés, man-
quer du ressort nécesssaire, et par cette raison
ne point résister aussi bien que d'autres à l'im-
pulsion, au choc du sang; ou bien, l'organe
peut être atteint d'une irritation morbifique
qui, d'après les loix générales de la vitalité,
augmente l'afflux du sang. Enfin, il peut exister un obstacle qui s'oppose au retour de ce
dernier.

§. VIII.

*La dilatation des vaisseaux de l'organe af-
fecté* devient une suite immédiate de la pléthore
locale. Ils sont plus dilatés que ceux des autres
organes, et leur expansion excède toujours leur
diamètre ordinaire, à moins que la quantité de
la masse totale du sang ne soit trop petite. Cette
dilatation s'opère d'une manière plus sensible
sur les veines, parce que leur tissu offre moins
de résistance que celui des artères. La dilatation
excédante des veines est en général plus commune que celle des artères (1), parce que celles-

______

(1) Les expériences de *Clifton Wintringham* (Expe-
rimental inquiry on some parts of the animal structure.

ci, même dans les derniers instans de la vie, déploient une plus grande force que les veines, puisqu'au moment de la mort, par un dernier effort contractif, elles les remplissent de sang. Les veines au contraire ne restituent rien au système aortique, qui pourtant se trouve vidé, n'étant plus alimenté par le cœur, dont la vitalité est éteinte.

§. IX.

Cependant l'expansion que les artères d'un organe affecté de pléthore locale éprouvent, peut être plus ou moins grande, elle peut aller au point de laisser pénétrer le *cruor* jusque dans leurs dernières ramifications (les artères sérifères), de sorte qu'il en résulte des extravasations dans les endroits où il se trouve des ramifications exhalatoires.

§. X.

Lorsque la pléthore locale est d'une certaine durée, les vaisseaux, à force d'être dilatés, finissent par perdre plus ou moins de leur ressort.

Lond. 1740), qui remplit d'air des artères et des veines jusqu'à les faire rompre, prouvent très-bien que ces dernières sont plus tenaces. Ce fait ne détruit cependant en aucune manière l'assertion que les artères sont moins expansibles que les veines, et qu'elles résistent davantage à la dilatation.

§. XI *a*.

La pléthore locale, toute proportion gardée, est d'autant plus prononcée que l'est la pléthore constitutionnelle; cependant elle peut fort bien exister sans celle-ci, lorsqu'elle se trouve suffisamment excitée par une de ces causes desquelles dépend son origine.

§. XI *b*.

La pléthore constitutionelle n'est pas, à la vérité, par elle-même la cause de celle locale, mais il y a peu d'individus dont l'un ou l'autre organe ne se trouve point plus relâché ou plus irritable que l'autre; c'est par cette raison qu'il est extrêmement rare d'observer une pléthore constitutionnelle sans une pléthore locale.

§. XII.

Les vaisseaux sanguins du tract intestinal sont sur-tout exposés à un état de pléthore locale. Toutes les causes capables d'entraîner cette affection se réunissent plus souvent et plus particulièrement dans cette partie de notre organisation que par-tout ailleurs. Nous pouvons ajouter à cela que le retour du sang y éprouve des retards singulièrement propres à favoriser la pléthore locale.

A iv

§. XIII.

La nature a établi dans presque tous les organes les dispositions convenables à faciliter le retour du sang par les veines. Presque toutes les parties de notre économie sont munies en plus grand nombre de branches veineuses que d'artérielles ; les branches veineuses ont plus de capacité que les branches artérielles qu'elles accompagnent (1), et les anastomoses des veines du plus fort calibre sont beaucoup plus abondantes que celles des plus grosses artères. Il est vrai que les veines des intestins ne manquent point d'anastomoses dans le mésentère, mais elles n'y sont pas plus nombreuses que dans les artères intestinales ; enfin, malgré que les veines intestinales soient un peu plus larges que leurs artères, il est à considérer que tout le sang qui est transporté aux intestins, l'extrémité du rectum exceptée, par deux artères, la mésentérique supérieure et inférieure, que celui de la rate, du pancréas et de l'estomac, n'en est retourné que par la seule veine-porte.

§. XIV.

La *veine-porte* est une veine toute particu-

---

(1) A l'exception des veines plus étroites qui se trouvent à côté de celles plus larges, telles que les veines ulnaires, radiales, jugulaires externes, etc.

lière et bien distincte du système auquel elle appartient (1). Elle reçoit, comme veine à laquelle aboutissent celles des viscères de la digestion, le foie excepté, le sang de ces organes. Elle se porte alors vers le foie, le pénètre, s'y divise comme une artère, et y transporte le sang qu'elle vient de recevoir. Cette veine remplit donc ici quant au foie, les fonctions d'un vaisseau artériel, et quant aux autres organes de la digestion, celles d'une veine. *Galien* la compare sous ce rapport à un arbre, les rameaux qu'elle reçoit des intestins, de la rate, du pancréas et de l'estomac, aux racines, et ses ramifications dans la substance du foie, aux branches (2).

§. XV.

Les œuvres du Créateur sont marquées au coin de la sagesse; rien dans la nature (3) n'est

---

(1) Je m'abstiens d'en donner ici une description anatomique, que l'on trouve d'ailleurs dans tous les Traités d'Anatomie. L'on peut, si on le juge à propos, consulter le mien, vol. III, §. 2107; vol. IV, §. 2703.

(2) *Galenus*, de venarum arteriarumque *dissectione*, cap. I. « Cogitatione volo complectaris *arboris truncum*, parte quidem inferiore in multas findi *radices*, supériorem in numerosam ramorum sobolem diffundi ». (Ed. *Froben*, 1562. Class. 1, pag. 109.)

(3) « Ubique sapiens natura temere nihil, neque sine

inutile, elle ne renferme aucune disposition sans
but déterminé; mais qui souvent se soustrait à
l'œil du foible mortel. Il existe, sans contredit,
un motif quelconque pour que le sang de la
veine-porte, au lieu de retourner immédiatement à la veine cave inférieure parcoure préalablement le parenchyme du foie, duquel alors,
la veine cave le reçoit directement.

§. XVI.

Les anciens auxquels l'existence des vaisseaux
chylifères étoit inconnue (1), et même quelques
modernes (2), présumoient que les racines de la
veine-porte étoient destinées à l'absorption du

---

causa quidquam fecit». *Galen.* de usu partium, vi, 10,
pag. 301. *Galien* comprend ici par *nature* le Créateur
même. On entend encore par ce mot, la disposition
générale des œuvres du Créateur, et en particulier,
celle propre de chaque œuvre créée. Il est nécessaire
de ne point confondre, comme *Buffon*, ces différentes
significations.

(1) En admettant même que l'on trouve quelques
traces de cette connoissance chez les anciens (*Voy.* mon
Traité d'Anatomie, iv, pag. 249), il n'en est pas moins
certain qu'ils ignoroient la destination de ces organes.

(2) *Brendel,* de chyli ad sanguinem publico privatoque
potissimum commeatu per venas mesaraicas non impro-
babili. *Goetting.* 1738, §. 7. Opusc. edit. *Wrisberg.
Goetting.* 1769, i, pag. 93.

chyle et au transport de cette liqueur au foie (1).
Cette opinion n'est point vraisemblable, et les
bases sur lesquelles elle repose sont trop peu fon-
dées pour qu'on puisse l'admettre. 1°. *Il est vrai
que l'on réussit à injecter un liquide quelconque dans le tube intestinal par les racines de
la veine-porte ;* mais n'est-il pas possible que ce
liquide parvienne, par une marche rétrograde,
des dernières extrémités veineuses aux dernières
extrémités artérielles, et qu'il s'insinue de-là,
par leurs pointes exhalantes , dans la cavité intestinale; et est-il nécessaire de supposer à cet
effet des rameaux absorbans de la veine-porte ?
2°. *Le diamètre plus considérable des veines*
ne prouve nullement qu'elles absorbent ; cette
disposition peut fort bien n'avoir lieu que pour
faciliter le retour du sang. 3°. *Plusieurs phénomènes sembleroient prouver que les substances
contenues dans la pâte alimentaire s'intro-
duisent avec rapidité de celui-ci dans la masse
du sang.* Certainement ce transport ne peut
être exécuté avec plus de célérité par la voie de la
veine-porte, et de ses ramifications qui se répan-

____

(1) *Galenus , de usu partium.* IV, c. 13. « Multas venas
illas, quæ a ventriculo et intestinis omnibus ferunt ci-
bum sursum ad hepar ». — C'est ce qui fait dire à *Autée :*
« Jecur potestatem in alimentum habet ». (*De caus. et
sign. diuturn. morb.* I , c. 13.)

dent dans le foie, que par les vaisseaux chylifères. Il est démontré que les vaisseaux absorbans sont doués d'une irritabilité (1) qui les rend
propres à transporter promptement, par le moyen
de leurs valvules, le liquide absorbé. Le retard
que cette opération pourroit éprouver par le
séjour dans les glandes, ne peut entrer en com-
paraison avec celui qu'occasionneroit ce séjour
dans le foie. 4°. *On voit des enfans atrophiques
prolonger encore long-temps leur existence,
malgré l'engorgement des glandes de leur sys-
téme absorbant.* Ces glandes ne sont, dans le
fait, qu'engorgées, c'est-à-dire épaissies, et non
obstruées, puisque le mercure injecté les pénètre ; mais elles n'en retardent pas moins
pour cela le passage du chyle. Il faut présumer
ici que cette altération morbifique n'est point
de suite universellement répandue sur le sys-
téme glandulaire du mésentère et qu'il y reste
encore pendant quelque temps quelques glandes
intactes qui offrent assez de passage au chyle
pour fournir à une nutrition imparfaite, mais
suffisante pour traîner plus ou moins l'existence
du malade. Ce que je viens de dire peut aussi
s'appliquer au cas rapporté par *Ruisch* (2), qui

---

(1) Schreger, *de irritabilitate vasorum lymphatico-
rum.* Lips. 1789, pag. 27, sqq.

(2) Ruysch, *Adversaria,* iii, Amst. 1723, n. 7, p. 23.

un jour trouva les glandes mésentériques petites
et desséchées. On voit donc qu'il n'est point
nécessaire , pour nous expliquer comment des
individus dont la dissection offre de pareilles
glandes, ont pu vivre dans cet état pendant un
certain temps, de supposer une absorption du
chyle par la veine-porte. 5°. *Le canal courbé
et divisé en deux branches, dont* Lieberkuchn
a fourni un dessin (1), *doit servir à démontrer
la possibilité que les racines de la veine-
porte, malgré qu'elles soient une expansion
immédiate des petites artères, peuvent avoir
des rameaux absorbans;* mais ce dessin ne
prouve rien en faveur de la réalité de l'absorption dans les racines de la veine-porte, et encore
moins de celle du chyle. 6°. L'observation de
Bils (2), qui tente à prouver *la présence du
chyle dans le sang de la veine-porte,* n'est
point duement constatée et très-douteuse. La
couleur grise du sang contenu dans les veines
intestinales, que cet observateur prétend avoir
remarqué , ne prouve rien pour la présence
du chyle.

______

(1) Lieberkuhn , *de fabrica et actione villorum in-
testinorum tenuium hominis.* Amst. 1760 , pag. 28.

(2) *Bilsii ,* Diss. epistolica, qua verus hepatis circa
chylum et pariter ductus chyliferi hactenus dicti usus
docetur. *Roterod.* 1659.

(14)

§. XVII.

Nous convenons, en faveur de la première et de la seconde hypothèse, que les racines de la veine-porte peuvent fort bien absorber quelque chose des intestins, mais nous ne concevons pas que ce qu'elles absorbent soit du chyle. Pourquoi les vaisseaux rénaux ne séparent-ils que de l'urine, et non de la bile ou du sperme? ceux des testicules, du sperme seulement, et non de l'urine ou de la bile? Certainement ce phénomène ne peut tenir qu'à une force vitale spécifique, qu'à une vitalité organique (1). C'est ainsi que les vaisseaux chylifères ne s'occupent que de l'absorption du chyle et non de celui de la bile, car bien certainement l'amertume et la couleur jaune de celle-ci ne s'accordent point avec la blancheur et la douceur du chyle. Enfin, c'est ainsi que les racines de la veine-porte qui partent du tube intestinal, peuvent en absorber une substance quelconque et ne s'occuper en aucune manière du chyle.

§. XVIII.

William Hunter (2), et avec lui presque

____

(1) Le célèbre naturaliste *Blumenbach* entend par ce qu'il appelle *vita propria* (Instit. physiolog. §. 47), ce que je désigne ici par vitalité spécifique.

(2) *William Hunter*, Medical commentaries. P. 1. Lond. 1740. pag. 5 sqq.

tous les physiologistes modernes, se refusent à
reconnoître une fonction absorbante des veines
destinées uniquement au retour du sang ; cependant, tout en partageant généralement leur opinion, on ne peut s'empêcher de faire une question : savoir s'il ne seroit pas possible que les
racines de la veine-porte qui aboutissent aux
intestins ne fissent une exception à la règle ?...
En effet, pourquoi les pores de ces racines n'ab-
sorberoient-ils pas une substance quelconque
du canal alimentaire tout aussi bien que les pores
des veines pulmonaires absorbent de l'oxigène
des cellules pulmonaires ? Comment pourroit-on
d'ailleurs s'expliquer, sans une absorption de la
part de la veine-porte, l'efficacité des lavemens
viscéraux dans les maladies du foie, sur-tout
depuis que *Pequet* nous a fait reconnoître, par
sa decouverte du réservoir du chyle, que les
vaisseaux absorbans du canal intestinal n'ont
aucune communication avec le foie ; il paroît en
outre que le petit volume de bile qui dans l'état de
santé se trouve éliminé avec les matières fécales,
ne peut être comparé à celui beaucoup plus considérable qu'un viscère aussi volumineux que
le foie doit vraisemblablement séparer. Peut-être
le procès de la digestion exige-t-il la décomposition d'une portion de la bile ; une de ses
substances constitutives ne se combineroit-elle

pas alors au suc de la pâte alimentaire et ne formeroit-elle pas avec lui le chyle, tandis qu'une autre seroit reçue dans les racines absorbantes de la veine-porte ?

§. XIX.

Nous sommes loin de pouvoir prouver cette assertion, et il n'y a que des expériences, des observations suivies qui puissent répandre quelques traits de lumière sur cette partie encore obscure de la physiologie. Cependant on ne peut nier que le sang qui retourne des intestins par la veine mésentérique ne soit beaucoup plus épais et plus foncé en couleur que celui des autres veines. Pour s'assurer de ce fait, on peut le constater comparativement sur des animaux nouvellement tués. Il paroîtroit donc que ce sang contient moins d'eau, moins d'oxigène et plus de carbone. La diminution de l'eau peut résulter de ce que les extrémités exhalantes des artères déposent la liqueur entérique sur les intestins. La couleur foncée peut dépendre de ce que le sang artériel des intestins est obligé de fournir de l'oxigène à la fibre irritable du canal alimentaire. Si, avec *Girtanner* (1), nous nous

(1) *Girtanner*, seconde dissertation sur l'irritabilité. Voy. *Rozier*, Obs. sur la Physique, xxxvi, pag. 139.

décidons

décidons à regarder l'oxigène comme le principe de l'irritabilité, il doit nous être permis de
lier une seconde hypothèse à la première, c'est
que le principe de l'irritabilité émane du sang
artériel, que celui-ci se fonce en couleur
plus il a fourni d'oxigène à la fibre irritable,
et que, par la même raison, le sang veineux est
beaucoup plus foncé que celui des artères (1).
Or, comme la fibre irritable du canal intestinal
est douée d'irritabilité à un degré éminent, il
se pourroit que la couleur très-foncée du sang
veineux des intestins résultât de ce qu'en raison
de cette irritabilité, il se trouve beaucoup plus
dépouillé d'oxigène que tout le reste du sang,
(si nous en exceptons celui des veines du cœur),
et à proportion beaucoup plus chargé de carbone. Si au surplus, ainsi que cela est possible,
la fonction des racines de la veine-porte consiste à absorber du carbone (§. XVIII.), il s'ensuit que même la quantité absolue de ce principe sera plus grande dans le sang des veines
intestinales que par-tout ailleurs, et l'on ne s'en

---

(1) J'ai déjà énoncé l'opinion (*Voyez* mon Traité
d'Anatomie du corps humain, II, §. 1041) que l'irritabilité dépendoit des particules cruorées, qui, dans le
procès de la nutrition, se déposent du sang sur la fibre
irritable.

B

expliquera que plus aisément sa couleur plus foncée.

§. X X.

En supposant donc que le sang transporté par les artères aux intestins y subisse une altération qui le rende hétérogène du reste de sa masse (§. XIX), il devient facile d'entrevoir quel est le but que la nature (§. XV) s'est proposé par la disposition organique mentionnée au §. XIV. Il seroit sans contredit très-préjudiciable que ce sang retourné des intestins, fût de suite incorporé au reste de la masse. La veine-porte le transporte donc vers le foie, ce viscère le dépouille de certaines substances, (peut-être du carbone?) et l'assimile, par cette épuration, au sang de la veine-cave. Comme d'un autre côté la nature ne s'écarte jamais des règles de la plus stricte économie, la substance qui a été séparée dans le foie, se trouve utilisée d'une autre manière en constituant ce liquide si nécessaire, si précieux à la digestion, je veux dire la bile. Ce n'est point à la vérité le sang du canal intestinal seul, qui fournit à ce procès, la rate y a également sa part. Le sang qui y est porté par l'artère splénique, y subit une modification quelconque qui tient à l'action organique propre à ce viscère. La veine splénique et le tronc de celle mésentérique se rencontrent dans la veine-porte; de cette manière, le sang de la rate se mêle avec celui des instestins, et ce mélange devient propre à la formation de la bile (1).

------

(1) *Glisson* (*Anatomia hepatis. Hag. Com.* 1681, pag. 411) attribuoit déjà au foie la propriété : « *Ut sanguinem a bile defæcatum reddat* ». Son idée se rapporte presque à la mienne, qui cependant diffère en ce que je n'admets point la préexistence de la bile dans le sang. *Marcard*, dans son ouvrage profond sur la jaunisse (*Medicinische Versuche*, etc.; c'est-à-dire *Expériences de Médecine*. Leipzig, 1778, 1, pag. 12), a fixé d'une manière précise et philosophique, l'idée que l'on doit se former de la sécrétion de la bile ; il a réfuté les opinions des anciens physiologistes à cet égard, et a prouvé que cette substance ne préexiste point dans le sang, mais qu'elle est le produit d'une opération qui a lieu dans un organe destiné à cet effet. *Fourcroy* cependant prétend avoir extrait de la bile du sang de bœuf, sans même avoir choisi, à cet effet, celui de la veine-porte, et il s'y est pris de manière à ce que, si ce qu'il a obtenu étoit réellement de la bile, il n'y a pas lieu de douter qu'elle n'eût existé toute formée dans le sang. Voici son procédé : Il mêla six onces de sang de bœuf à trois onces d'eau distillée, fit bouillir le tout jusqu'à ce que le sang fût entièrement coagulé. La liqueur filtrée étoit verdâtre, et avoit parfaitement l'odeur et la saveur de la bile, etc. Voy. *les Annales de Chimie*, VI, pag. 177; *la Médecine éclairée*, par *Hufdand et Goetting*, 1, 3, pag. 250; *les Annales de Chimie*, de *Crell*, 1793, 1, pag. 71.

B ij

§. X X I.

Quelque bienfaisante que puisse être cette disposition, elle n'en renferme pas moins deux causes qui empêchent le retour du sang de s'effectuer ici avec la même facilité que dans d'autres organes, et par conséquent elles exposent davantage ces viscères à un état de pléthore (§. XII). D'abord, le retour du sang n'a lieu que par la seule veine-porte, et s'il survient quelques obstacles capables de le ralentir, le sang ne trouve plus d'autre issue, pas même en dilatant peu à peu les vaisseaux, que l'extrémité du rectum dans laquelle le retour de la circulation s'opère par les veines hypogastriques. Outre cela, la veine-porte diffère essentiellement des autres veines dont le tronc pénètre sans division dans la veine-cave, en ce qu'elle, au contraire, se plonge préalablement dans le foie, s'y étend comme l'artère hépatique en une infinité de rameaux, et devient, relativement à ce viscère, un vaisseau déférent dont le sang est rapporté à la veine-cave par les veines hépatiques. Il est donc forcé, avant que de parvenir à la veine-cave, de pénétrer à travers ce réseau de ramifications subtiles qui, se trouvant resserrées dans le parenchyme du foie, présentent au retour de la circulation un double obstacle à vaincre, celui d'une attraction plus marquée des parois internes de ces ramifications et celui d'une infinité d'angles qu'elles forment dans leur cours.

§. XXII.

Il existe encore deux autres circonstances qui favorisent la pléthore locale des veines intestinales, et qui influe sur-tout sur celle du rectum. La première est que les veines du canal intestinal manquent de ces valvules si utiles dans les autres veines à aider le retour du sang en soutenant la colonne liquide, en l'empêchant de s'écrouler, et en la forçant par la moindre pression qui s'effectue sur elle, de se diriger vers le cœur.

§. XXIII.

La seconde circonstance qui dispose généralement les veines intestinales à la pléthore, et en particulier celles du rectum, dépend de l'attitude plus ou moins perpendiculaire du corps humain. Cette attitude, presque habituelle, si nous en exceptons les heures du sommeil, en forçant le sang de remonter contre son propre poids, doit nécessairement ralentir son retour dans le tronc et dans les racines des veines intestinales ainsi que dans la veine cave descendante, dans les veines hypogastriques et dans

les rameaux qui partent du rectum. Cette circonstance est peu importante lorsque les veines
jouissent de tout leur ressort et de toute leur
vitalité (1) ; nous pouvons nous en convaincre
par ces personnes bien portantes qui peuvent
rester debout pendant une journée entière sans
que les jambes ne leur enflent. Je n'en soutien-
drai pas moins que là où ces deux facultés sont
imparfaites, l'attitude perpendiculaire peut devenir nuisible. Je suis cependant loin d'adopter
pour cela l'opinion de *Moscati* (2) qui nous
engage à imiter l'exemple des quadrupèdes. Je
reconnois, au contraire, toute l'erreur d'une
pareille supposition, parce que la jonction de la
tête et du tronc, parce que le bassin, le derrière,
les bras et les jambes, loin d'être disposés à la
marche du quadrupède, ne conviennent qu'à la

---

(1) Il est essentiel de bien distinguer le *ressort*, le *ton*
de la *vitalité* ou de la *force vitale*. Il me semble qu'on
a eu tort d'assimiler quelquefois aux facultés vitales
le ressort ou la *contractilité*, qui n'est qu'une dépen-
dance de ce dernier, et que les corps privés de vie con-
servent encore pendant quelque temps.

(2) Dans son ouvrage paradoxe : *Delle corporee diffe-
renze essenziali, che passano fra la structura de bruti,
e la umana*; Milano, 1770, et que *Blumenbach* a si
bien refuté dans son excellent traité : *De Generis Hu-
mani varietate nativâ*. Goetting, 1776, 1781.

(23)

situation érecte. Les animaux, il est vrai, nous
ont quelquefois présenté une pléthore du bas-
ventre, mais ce phénomène ne détruit point ma
dernière assertion, puisque je ne regarde pas la
situation perpendiculaire comme la seule cause
de cette pléthore.

§. XXIV.

La pléthore des vaisseaux sanguins du tube
alimentaire, devient une affection importante
et qui peut entraîner bien des maladies. *Marcard* (1) a très-bien épuisé ce sujet, comme en
général les congestions du bas-ventre. L'illustre
Stahl (2), si méconnu de ses contemporains,
souvent si mal interprété, a développé avec
cette supériorité qui n'appartient qu'au génie
transcendant, tout ce qui tient aux engorgemens du sang dans la veine-porte. Je m'abs-
tiendrai donc de m'étendre davantage sur cet
objet.

§. XXV.

Je reviens, et ne me borne qu'à mon but.

-----

(1) Dans son ouvrage aussi instructif qu'agréable :
Description de Pyrmont. Leipzig, 1785.

(2) Stahl respond. Gaetke, *de vena portae porta malorum hypochondriaco-splenetico-suffocativo-hysterico-
colico-hæmorrhoïdariorum.* Recus. Hal. 1705, 4.

B iv

Lorsque des congestions sanguines ont lieu dans le bas-ventre, le rectum s'y trouve sur-tout exposé. Il sera facile d'apprécier théoriquement la réalité de cette assertion, en réfléchissant que cet intestin, vu la situation perpendiculaire du corps, est celui de tous le plus inférieurement situé et le plus rétréci, que c'est lui qui essuie le plus de pression, soit des matières fécales, soit de la vessie, lorsque celle-ci est pleine, de la matrice dans l'état de grossesse, et même du reste des intestins qui se trouvent placés au-dessus de lui. L'expérience vient ici à l'appui de la théorie, puisque, comme on ne l'ignore point, les hémorroïdes fermées et fluentes sont une des suites les plus communes des congestions sanguines dans les vaisseaux du canal intestinal. Aussi, la nature a-t-elle prévu en quelque façon à cet inconvénient, en donnant au rectum, outre ses veines internes qui sont autant de racines de la-veine-porte, des veines externes qui aboutissent à celles hypogastriques. Sans cela la pléthore de cet intestin seroit non-seulement bien plus commune, mais aussi bien plus dangereuse.

§. XXVI.

Il est une suite immédiate de l'état de pléthore des veines du rectum, c'est sa dilatation et sur-tout celle de ses veines (§. VIII). Il en résulte quelquefois une effusion de sang à laquelle on a donné le nom de *flux hémorrhoïdal*, *hémorrhoïdes ouvertes*, *fluentes* (hæmorrhoïdes fluentes) (§. IX). Les veines du rectum gonflées ou tuméfiées, ont été appelées improprement *hémorrhoïdes aveugles* (hæmorrhoïdes cœcæ). Les hémorrhoïdes ouvertes et fermées ou aveugles, ne se rencontrent pas toujours ensemble. J'ai vu des malades rester tourmentés d'hémorrhoïdes fermées sans jamais n'en avoir eu d'ouvertes ; il en est d'autres chez lesquels on remarque le contraire.

§. XXVII.

Ces deux affections, les hémorrhoïdes ouvertes et celles fermées ne sont point une maladie nouvelle. Nous en trouvons une description très-distincte dans *Hippocrate* (1), mais sa théorie est fausse.

---

(1) Dans le livre qui lui est attribué : *De Hæmorrhoïdibus*, ed. Foes. Genève, 1657, pag. 891. « Ora venarum hoc modo sanguinem fundere solent. Bilis aut pituita ad venas, quæ in ano sunt, decumbens, sanguinem qui in his est, calefacit. Incalescentes autem venæ sanguinem ex proximis venis attrahunt, eæque impletæ recti intestini partem interiorem in tumorem attollunt, et venarum capitula conspicua fiunt, quæ dum partim

CHAPITRE SECOND.

Des Hémorrhoïdes fermées en particulier.

> Pathologicæ morbi cognitionis utilitas ad curationem tanta est, ut eum demum morbum recte curaturum dixerit Hippocrates, quem ejus cognitio non fefellerit.
>
> ACKERMANN, *Therapia generalis*, §. II.

§. XXVIII.

Je me borne, conformément au plan que je me suis tracé, aux tumeurs des veines du rectum, aux *hémorrhoïdes fermées* ; cette affection, autant que je puis en juger par mon expérience, est extrêmement commune, et je l'ai rencontrée beaucoup plus souvent que les hémorrhoïdes ouvertes.

§. XXIX.

Lorsque les veines du rectum se tuméfient, elles soulèvent la peau proprement dite, tout comme le font les veines subcutanées en d'autres endroits: La tumeur des veines de cet intestin

a stercore exeunte contunduntur, partim a sanguine concervato perrumpuntur, sanguinem effundunt, etc. »

est ordinairement plus considérable vers l'anus, parce qu'elles y sont plus profondes. Cependant il y a des cas où leur dilatation s'étend bien plus avant, ainsi que j'ai eu occasion de m'en convaincre plus d'une fois, lorsque, soupçonnant une fistule, j'explorai les malades avec le doigt. J'ai trouvé sur quelques cadavres une bouffissure et une réplétion très-considérables qui s'étendoient jusqu'au mésentère. *Vesalius* a remarqué sur un homme mort d'une forte obstruction du foie, une dilatation du tronc inférieur de la veine du colon gauche tellement considérable, que sa grosseur égaloit presque celle du pouce (1).

§. XXX.

Lorsque les extrémités veineuses se tuméfient près de l'anus, elles dilatent nécessairement le bord de la peau qui entoure le sphincter et dont celle du rectum n'est qu'une expansion. Il se forme par ce moyen, près de l'anus, des tu—

______

(1) *Vesalius* de C. H. Fabrica. Bas. 1542, pag. 663. « Venæ portæ ramum, sub coli intestini fine et tota recti longitudine in mesenterio ductum, pollicis fere crassitiem æquare et sanguine turgere animadverti, conterminis cavæ ramis nihil prorsus immutatis ». Ce fait prouve en même temps que les racines de la veine-porte sont plus sujettes à cet état.

meurs isolées que l'on désigne ordinairement par le nom de sacs *hémorrhoïdaux.* Ces sacs ne se présentent point toujours lorsque le gonflement des veines a lieu dans l'intérieur du rectum, toutefois que le bord de l'anus conserve assez de ressort, et que la pression que les veines ont éprouvée n'a pas été trop forte.

§. XXXI.

Il n'y a quelquefois qu'un seul sac à l'anus. J'ai vu des malades qui ont été plusieurs années dans ce cas, et qui n'en ont jamais eu davantage. D'autres fois, il s'en trouve deux et même plusieurs. Chez d'autres encore il s'en présente plusieurs accolés les uns près des autres de manière à occuper toute la circonférence de l'anus. Cet état peut même s'accroître au point de changer tout le bord de l'anus en une seule tumeur, en un seul bourrelet circulaire.

§. XXXII.

La grandeur des sacs hémorrhoïdaux diffère très-souvent. Quelquefois ils ne sont pas plus gros qu'un pois, il s'en trouve même au-dessous. J'en ai vu d'aussi gros qu'une cerise et presque qu'un œuf de pigeon. *Schmucker* (1) dit

---

(1) Schmucker, *Abhandl. v. med. Gebrauche der Blu-*

en avoir observé de la grosseur d'une pomme,
mais il vouloit dire sans doute d'une pomme de
la petite espèce.

§. XXXIII.

Quand les sacs hémorrhoïdaux sont très-
petits, ils ne dépassent point le sphincter,
excepté lors de l'éjection fécale. Lorsqu'ils acquièrent plus de volume, ils sortent en partie
hors du sphincter et ils en essuient alors une
pression proportionnée à leur volume. Ce dernier gagne même par cette pression, parce
que le sang contenu dans le sac ne peut plus
retourner.

§. XXXIV.

Les veines sont quelquefois si gorgées de sang,
les sacs tellement bouffis, qu'ils offrent la forme
d'une boule dont la surface est lisse et reluisante,
de sorte qu'ils ressemblent au toucher à une
vessie remplie de liquide. Ces sacs peuvent
totalement disparoître, lorsque l'obstacle qui
s'opposoit au retour du sang est vaincu, soit
en partie, soit entièrement, parce qu'alors les
tuniques des veines ainsi que la peau du rectum
se contractent jusqu'à leur état naturel. Si pour-

---

tigel, etc. c'est-à-dire, *Dissertation sur l'Usage médicinal
des Sangsues*, dans ses *Mélanges de Chirurgie*, tom. 1.
Berlin, 1785.

tant la durée de la dilatation a été trop longue, la contractilité se perd plus ou moins, et les sacs déchoient à la vérité de volume, mais ne disparoissent point entièrement. Alors ils se flétrissent, le plus souvent ils s'applatissent et leur surface se couvre de rides.

§. XXXV.

Lorsque les sacs ne font que commencer à se former, il n'y a d'abord que leur cavité qui s'augmente, et leur peau n'est encore que tendue ; mais lorsque l'affection hémorrhoïdale persiste et qu'elle acquiert plus d'intensité, la dilatation s'étend jusqu'aux vaisseaux des vaisseaux (vasa vasorum) ; on peut s'en convaincre aisément par l'inspection des sacs hémorrhoïdaux très-volumineux et tuméfiés. Les tuniques veineuses s'épaississent alors insensiblement par cette circonstance, et lorsqu'une fois elle a eu lieu, il reste toujours une certaine tumeur des veines, malgré que leur diamètre interne ait repris sa dimension naturelle.

§. XXXVI.

Les tumeurs des veines du rectum sont plus ou moins douloureuses, même sans le concours des circonstances dont nous parlerons plus bas. La cause en est dans la tension et la pression qu'elles occasionnent. Quand ces tumeurs sont très-grosses, il s'ensuit un ténesme, et les malades qui ne sont point encore au fait de cette sensation, s'imaginent devoir satisfaire à un besoin naturel, et agravent leur mal par des efforts infructueux.

§. XXXVII.

Ce sont ces mêmes tumeurs qui s'opposent plus ou moins au passage de la matière fécale. Toutes les fois que celle-ci est d'une consistance molle, elle passe assez bien, mais on peut juger de la pression qu'elle éprouve par ses fragmens qui n'ont point la grosseur ordinaire. J'ai soigné une malade chez laquelle ils étoient entièrement applatis. Lorsqu'au contraire la matière fécale est trop dure pour fléchir aux impressions qu'elle reçoit du rectum, rien ne devient si difficultueux que son passage, la pression et le frottement qui s'exercent dans ce moment occasionnent souvent les douleurs les plus atroces, sur-tout lorsque par un long séjour et une accumulation, les fragmens ont acquis un certain volume. L'éjection fécale devient ici, pour ainsi dire, une espèce d'accouchement.

§. XXXVIII.

Des fragmens de matière fécale durs et volumineux compriment dans leur passage les veines

du rectum et arrêtent le sang dans leurs extrémités près de l'anus. Cette circonstance seule
pourroit faire naître des sacs hémorrhoïdaux là
même où il n'y en auroit pas eu auparavant
(§. XXX), et elle n'en est que plus propre à
augmenter le mal lorsqu'il existe déjà.

§. XXXIX.

Il se joint quelquefois à cet état une chute de
l'anus, ou pour mieux dire une chute du rectum par l'anus. Elle n'est occasionnée ordinai-
ment que par ce passage pénible des matières
fécales. Le sphincter se trouvant alors singulièrement dilaté, comprime fortement le rectum par
ses fibres circulaires et l'oblige souvent de suivre
la sortie de la matière fécale. La chute de l'anus
n'est cependant pas dans tous les cas une suite
de l'état dont nous venons de parler, puisqu'elle
se présente quelquefois lorsque les matières fécales sont molles et même liquides. Dans ce cas
elle est le résultat d'une contraction spasmodique des fibres circulaires du rectum, sur-tout
lorsque la matière stercorale est âcre ou qu'une
disposition inflammatoire a rendu le rectum
très-sensible. La situation que l'on adopte sur
les lieux d'aisance contribue encore à la formation de cet accident, je veux dire celle où,
lorsqu'en faisant de grands efforts, on est assis

sur une lunette très-échancrée et où l'on penche
le corps fortement en avant. On ne doit point
regarder la chute du rectum comme un accident
léger; d'abord elle n'est jamais exempte de douleurs, elles sont même quelquefois insuppor-
tables; en outre, elle entraîne des suites très-
désagréables. La portion du rectum sortie se
trouve comprimée par l'anus en raison du ressort que le sphincter a conservé, le retour du
sang de cette portion étant arrêté, elle gonfle
quelquefois d'une manière prodigieuse si on
néglige de la réduire le plutôt possible. J'ai vu
entre autres un vieux hémorrhoïdaire éprouver de cette manière des souffrances inouies. Sa
vie sédentaire lui avoit occasionné des hémorrhoïdes fermées à un haut degré; il lui survint
une maladie fiévreuse accompagnée d'un flux
de ventre sanguinolent; ses éjections étant très-
âcres enflammèrent l'anus; chaque évacuation
produisoit un spasme violent du rectum, qui,
poussé hors de l'anus, ressembloit à une pelotte
rouge, qu'il étoit impossible de réduire avant la
cessation du spasme.

§. X L.

Il y a des personnes qui, attaquées de ces tumeurs veineuses du rectum, ressentent de fortes
douleurs même hors le moment de l'excrétion

fécale. Ces douleurs sont quelquefois piquantes, d'autres fois elles sont cuisantes. Il est des malades qui se plaignent d'une douleur particulière de l'os sacré, comme s'ils y avoient reçu un coup violent. Tous ces symptômes douloureux ne sont cependant pas toujours inhérens à l'affection hémorrhoïdale, et il y a des malades qui, affectés pendant plusieurs années, n'en éprouvent que de temps à autre. Les douleurs sont plus communes sur-tout dans la naissance des tumeurs hémorrhoïdales, parce qu'à cette époque c'est la peau même des veines et du rectum qui se tend ; mais lorsqu'une fois elle s'est faite à cette tension et que son ressort est diminué, les douleurs se perdent en entier dans certains individus, à moins que d'autres causes ne les entretiennent.

Les douleurs sont, dans quelques cas, une suite d'une congestion de sang augmentée, qui nécessairement doit entraîner une dilatation plus forte et une tension nouvelle. C'est ainsi qu'elles se feront ressentir lorsque le malade aura bu beaucoup de vin, de café, ou lorsqu'il sera resté long-temps assis, etc. Souvent elles naissent de la dureté ou de l'âcreté des matières fécales, qui, parfois, en corrodant l'anus, y occasionnent une excoriation très-douloureuse. Les désordres du système biliaire, le plus souvent à la suite de passions vives telles que le chagrin, etc. semblent également provoquer les douleurs quoique sympathiquement.

§. XLI.

Les tumeurs veineuses du rectum, ainsi que toutes les parties qui éprouvent un état de pléthore locale, sont sujettes aux *inflammations métastatiques*. Cet accident n'est cependant pas très-commun, et j'ai connu des personnes attaquées d'hémorrhoïdes depuis plus de dix ans, qui jamais ne s'en sont ressenties. Ces inflammations métastatiques se terminent souvent par la *suppuration*, et donnent lieu aux *abcès* et aux *fistules du rectum*.

§. XLII.

D'autres fois encore les inflammations métastatiques portent un caractère *vénérien*. La plupart de celles que j'ai observées étoient de cette nature. Je n'ai vu que deux fois seulement les abcès du rectum provenir d'autres causes. J'ai fait la première de ces observations sur un hypochondriaque, qui, singulièrement affecté d'hémorrhoïdes, avoit été très-constipé, et souffroit beaucoup d'aigreurs d'estomac; rien au reste ne me donnoit lieu de soupçonner une cause vénérienne. La seconde observation m'a été fournie par la maladie d'un jeune homme qui, auparavant très-sain et tout à fait exempt de virus vénérien, fut atteint d'une pareille inflammation, qui lui survint à la suite d'une rougeole pernicieuse.

§. XLIII.

Il se joint quelquefois aux tumeurs hémorrhoïdales une forte *constriction spasmodique du sphincter;* elle va jusqu'à s'opposer à l'introduction d'une canule. Il y a des cas où en même temps le rectum se trouve dans un état de spasme tellement prononcé que, malgré que l'on soit parvenu à injecter un lavement, il se trouve rejeté à l'instant même.

§. XLIV.

Les affections hémorrhoïdales en général, et en particulier celles dont je traite dans cet ouvrage, ont cela de commun avec les autres maladies chroniques, qu'elles ne suivent aucune marche ni durée déterminée. La maladie peut disparoître promptement lorsque les causes qui la constituent cessent d'exercer leur action, et que l'on emploie de bonne heure les moyens qui lui sont convenables. Elle peut aussi se prolonger des années entières, même pendant toute la durée de la vie et devenir plus ou moins intense, selon l'influence de ses causes. Quelquefois elle est à peine sensible. Cette affection enfin reste souvent assez long-temps sans se faire ressentir, et reprend tout d'un coup son intensité lorsqu'elle se trouve provoquée par une de ses causes.

CHAPITRE TROISIÈME.

Des Causes de la Maladie.

Sunt aliquot quoque res, quarum unam discere causam
Non satis est......

LUCRET. *de Rerum nat.* VI. v. 703.

§. XLV.

ON distingue en pathologie les causes des maladies en *prochaines* et en *éloignées* (1). Je tâcherai, tout en adoptant cette division, d'éviter les fautes qui se commettent assez souvent à cet égard dans les monographies, dans les cours de médecine, et même dans les ouvrages élémentaires.

---

(1) Il me semble que l'on devroit substituer à la désignation des causes en *prochaines* et *éloignées*, celle en *organiques* et *externes*. Ces deux dernières dénominations, si je ne me trompe, parlent plus à l'esprit et fixent davantage l'idée. (*Note du Trad.*)

1. Causes prochaines.

§. XLVI.

1°. *Les engorgemens du foie.* Lorsque le sang s'engorge dans les veines hépatiques ou dans les rameaux de la veine-porte, il doit en résulter, comme suite immédiate, une réplétion et un engorgement dans les veines intestinales. L'accumulation du sang dans celui-ci n'est cependant pas toujours le résultat de la même cause; il en est d'autres dont nous allons parler.

Les sacs hémorrhoïdaux font à la vérité, à proprement parler, partie des veines du rectum qui aboutissent à celles hypogastriques; mais lorsque le retour par les veines internes éprouve un obstacle, il s'ensuit aussi une dilatation des veines externes, puisqu'elles communiquent ensemble.

§. XLVII.

2°. *L'atonie (laxitas, atonia) du canal intestinal*, et sur-tout *celle du rectum.* Cette cause des hémorrhoïdes fermées est une des plus fréquentes. *Stahl* (1) la supposoit plus com-

---

(1) *De vena portæ porta malorum*, pag. 30. « Dubium tanto minus est , quin perfrequenter a laxitate potius vasorum horum, quam ab obstructiòne aut angustia eorundem pendeant plerique effectus ».

mune que les obstructions. Lorsque le canal intestinal ainsi que les vaisseaux qui en dépendent se trouvent plus relâchés que le reste de l'organisation, le sang s'y porte de préférence, parce que la dilatation y devient plus facile. Nous rencontrons fort souvent les hémorrhoïdes fermées comme compagnes d'autres affections, qui doivent principalement leur origine à l'atonie, comme, par exemple, les flatuosités, le catarrhe de l'urèthre chez les hommes, et les fleurs blanches chez les femmes. Il est rare de trouver des individus exempts d'hémorrhoïdes, dont le canal intestinal a éprouvé long-temps l'action des causes qui provoquent l'atonie.

§. XLVIII.

3°. *L'atonie du foie.* Le foie peut également éprouver un état d'atonie. *Bianchi* dit avec raison :. « Refero ad intemperiem hepatis atoniam ejus seu perfectam intimæ cohæsionis vim in solido suo (1) ». *Baillie* dit que l'atonie du foie est un de ces états pathologiques qu'il a le plus souvent remarqué dans les cadavres (2). Le

---

(1) Bianchi, *Historia hepatica.* Genev. 1725, tom I, pars II, c. 2. pag. 132.

(2) Baillie, *Anatomie de la construction morbifique des parties les plus essentielles du corps humain. Traduit de*

volume énorme que ce viscère peut quelquefois atteindre (1), doit être regardé en partie comme le résultat d'une atonie dont la suite est une accumulation d'humeurs (2). Lorsque les rameaux de la veine-porte qui s'étendent dans la substance du foie, ainsi que les veines hépa-

---

l'anglais en allemand, avec des notes, par Soemering. Berlin, 1794, pag. 135.

(1) *Sandifort* a trouvé un foie qui pesoit quatorze liv. (*Exercitat. acad. Lib.* II, Lugd. Batav. 1785, Obs. 76.) *Ghizi* en a vu un de trente-six liv. (Haller, *Elem. phys.* VI, pag. 456). *Bonet* a rassemblé plusieurs exemples sur le même sujet. (*Sepulcretum seu Anatomia practica.* Genèv. 1679, *tom. II, lib. III,* sect. 16, pag. 951 *et seq.*)

(2) L'analogie m'a convaincu de la réalité de cette opinion, par ce que j'ai eu occasion d'observer en Bohême. J'y ai vu vendre des foies d'oie pesant jusqu'à deux livres et demie. Les habitans de Strasbourg sont également en possession de ce secret. L'on m'a assuré que le principal moyen dont se servent ceux qui s'occupent de cette branche d'industrie (ce sont ordinairement des Juifs) consistoit sur-tout à priver l'animal de toute espèce de mouvement, et à frapper ses sens le moins possible. Ils choisissent, à cet effet, une petite écurie parfaitement obscure et éloignée de tout bruit ; ils y suspendent l'animal par quatre cordages de manière à ce qu'il ne puisse exercer aucun mouvement et le laissent dans cet état de gêne jusqu'à ce qu'ils ayent atteint leur but. (*Note du Trad.*)

tiques, se trouvent relâchés, il s'ensuit que le
retour du sang, en s'opérant plus difficilement
dans ces mêmes rameaux (§. XIV), doit nécessairement occasionner un engorgement dans
les racines de cette veine.

§. XLIX.

4°. *Une pression quelconque de la veine-
porte et de ses branches.* Toute espèce de pression qui s'effectue sur la veine-porte, ses branches ou ses racines, forme plus ou moins un
obstacle au retour du sang intestinal. Nous ver-
rons plus bas que les causes éloignées qui font
naître cette circonstance, sont très-communes.

§. L.

5°. *L'obstruction du foie.* Il est essentiel de
ne point confondre l'engorgement avec l'obstruction, qui cependant devient souvent une
suite du premier. Les liquides peuvent s'en-
gorger dans leurs vaisseaux, c'est-à-dire, s'y
mouvoir plus lentement, et même s'y arrêter
pendant quelque temps, sans que pour cela
ceux-ci soient obstrués. Ils ne le deviennent
que lorsqu'ils n'offrent plus aucun passage aux
liquides. Les parties engorgées sont tuméfiées,
parce que la réplétion humorale est une suite
de l'engorgement. Les vaisseaux obstrués, au

contraire, peuvent perdre de leur extension, parce qu'ils se fermeront dès que le système absorbant de l'organe aura humé les parties liquides qui s'y trouvent renfermées. L'obstruction du foie, au reste, ainsi que les plages dures tuberculeuses qui en dépendent, se rencontrent assez souvent (1). Or cet état peut donner lieu, de deux manières, à des engorgemens des veines du canal alimentaire. Premièrement, lorsque quelques rameaux de la veine-porte se trouvent obstrués, cette obstruction doit nécessairement diminuer le nombre des canaux destinés au retour du sang. Secondement, les endroits obstrués peuvent, par leur dureté et leur inflexibilité, comprimer d'autres rameaux vasculaires encore libres, et y occasionner des engorgemens (§. XLVI).

§. L I.

6°. *Le spasme du foie.* Il y a quantité de

---

(1) *Baillie* (*Voyez* l'ouvrage déjà cité pag. 130.) dit : « Une des maladies du foie des plus communes provient de la formation de tubercules dans sa substance. Lorsque le foie est devenu tuberculeux, il paroît beaucoup plus dur au toucher.... sa grosseur pourtant ne diffère point ordinairement de celle naturelle, quelquefois même elle m'a paru moindre. Lorsqu'on coupe un pareil foie en morceaux, les vaisseaux qui se présentent paroissent être d'un diamètre au-dessous de celui ordinaire ».

circonstances, en médecine, dans lesquelles il doit nous suffire de conclure, là où il ne nous est pas permis de voir. Si nous voulions nous borner seulement à ce que nous saisissons par nos yeux, mos connoissances se réduiroient à bien peu de chose et nos malades seroient vraiment à plaindre lorsque, faute de pouvoir inspecter leurs organes, nous serions forcés de les abandonner à leur malheureux sort. Il est incontestable que les raisonnemens deviennent préjudiciables à l'art en général, et sur-tout à certains cas de la pratique, lorsqu'on s'habitue à les préférer à l'observation, et qu'au lieu d'apprécier les faits on établit une suite de conséquences erronées ; cependant il seroit dangereux de proscrire de l'art de guérir toute espèce d'hypothèse, et de n'admettre que ce qui est capable de frapper nos sens et de résister à des preuves mathématiques. Les hypothèses forment un moyen auxiliaire, qui devient indispensable à la rédaction de nos idées en systême, elles nous conduisent en outre à des recherches qui finissent par dévoiler la vérité. C'est donc sous ce rapport que je crois pouvoir supposer l'existence d'une fibre irritable dans certains organes, qui, malgré qu'elle échappe aux regards de l'anatomiste, ne nous en sert pas moins à apprécier certains phénomènes. Ce que je viens d'avancer s'applique entr'autres à tous les organes de la sécrétion, et par conséquent au foie ; car, outre que ce viscère sépare la bile, personne n'ignore quelle est l'influence marquée que le genre nerveux exerce sur cette fonction, soit sympathiquement, soit après certaines affections de l'ame. Ainsi donc, si les vaisseaux du foie, et conséquemment les rameaux de la veine-porte, sont doués de fibres irritables (1) ; celles - ci doivent, comme dans d'autres organes, être exposées aux affections spasmodiques, qui, à leur tour, peuvent faire naître des engorgemens (§. XLVI).

§. L I I.

7°. *Irritation morbifique.* Il ne faut point confondre l'irritation avec les irritans qui la produisent. Je parlerai de ces derniers lorsque je traiterai des causes éloignées. Quant à l'irritation morbifique, elle doit être regardée comme une des causes prochaines de la pléthore du canal intestinal. Elle la produit, soit en augmentant d'áprès les loix générales de la vitalité, l'afflux du sang vers la partie irritée, soit en

---

(1) *Glisson* attribuoit à la capsule qui porte son nom et qui enveloppe la veine-porte, la propriété d'accélérer le trajet du sang. (*Anat. hépat.* pag. 307.)

excitant par l'irritation du foie (§. LI.), un spasme des rameaux de la veine-porte (§. XIV).

§. LIII.

8°. *L'irritabilité morbifique.* L'irritabilité morbifique est devenue, de nos jours, une affection très - commune. Elle n'est point constitutionnelle dans tous les cas, et ne se borne souvent qu'à certains organes, aussi n'en est-elle alors que plus prononcée. Il y a des hommes chez lesquels les organes de la génération sont affectés d'une irritabilité spasmodique tellement exaltée, qu'ils ne peuvent supporter l'approche d'une femme sans qu'il ne s'opère, dans leurs vaisseaux déférens „ une contraction convulsive suivie d'une pollution. Quelques individus ont le canal intestinal tellement irritable, que la moindre suppression de la transpiration leur attire des coliques ou une diarrhée. Les soi-disant purgatifs agissent sur eux, en très-petite dose, avec beaucoup plus de violence que chez les autres, et l'emploi de ces médicamens exige, chez de pareils sujets, la plus grande circonspection de la part du médecin. Chez d'autres enfin, ce sont le foie et en général le systême biliaire, qui semblent souffrir plus particulièrement de cette irritabilité morbifique. On voit alors que les affections morales agissent avec plus de force sur ces organes qu'elles n'ont coutume de le faire, et c'est cette condition qui rend l'irritation morbifique (§. LII) beaucoup plus pernicieuse qu'elle ne le seroit sans cela.

§. LIV.

9°. *Le défaut de force vitale.* Je crois que les veines sont douées de force vitale tout aussi bien que les artères, quoique à un degré moins éminent, et que le trajet du sang s'y effectue autant par cette faculté que par leur contractilité. Comme la veine-porte, ainsi que ses rameaux qui se répandent dans la substance du foie, y font les fonctions d'un vaisseau artériel, il est à présumer que cette veine doit être munie de plus de force vitale que toutes les autres. Or, si dans un individu cette faculté se trouve généralement trop foible, il en résulte une langueur dans toutes ses fonctions vitales, et par conséquent un ralentissement du transport du sang dans le foie, duquel peuvent naître des engorgemens (§. XLVI).

§. LV.

10°. *La pléthore constitutionnelle.* La pléthore constitutionnelle peut être vraie lorsque la masse du sang est trop considérable; elle peut être fausse lorsqu'elle ne dépend que de l'accroissement de son volume seulement. La pléthore n'occasionne des engorgemens dans aucun de ces deux cas, lorsque l'organisation se trouve en état de santé *parfaite* (§. IV); son effet ne se borne qu'à une dilatation générale des vaisseaux destinés à la circulation du sang. Les vaisseaux des intestins cependant pourroient, en conséquence des dispositions dont nous avons parlé plus haut (§. XII et suiv.), éprouver plus d'atteinte de cette dilatation que le reste du systême vasculaire ; mais lorsque à cette constitution organique se joint encore une atonie ou une de ces causes prochaines que nous venons de rapporter, il est évident qu'il doit en résulter un afflux encore plus marqué vers cette partie de notre organisation (1).

II. *Causes éloignées.*

§. L V I.

On peut ranger les causes éloignées de la

---

(1) Santorin (*De hœmorrhoïdibus* , §. VIII. *Voy.* Baglivi, *Opp. Lugd.* 1710 , pag. 828.) est d'avis que même l'état opposé de la pléthore, le défaut de sang, peut en entraînant une diminution de force vitale (§. LIV). contribuer à la formation des hémorrhoïdes. « Et a sanguinis magis imminuta, quam status naturalis latitudo postulat, copia, fluxus fieri potest. Dato enim,

maladie qui nous occupe sous trois espèces ;
1°. celles qui *relâchent* les vaisseaux sanguins
du canal intestinal (§. XLHI) ; 2°. celles qui
les *irritent* (§. XLVIII) ; 3°. celles qui les *compriment* (§. XLV). Je deviendrois diffus si je
voulois rapporter celles de l'irritabilité morbifique (§. LIII), et de la pléthore constitutionnelle (§. LV), d'autant plus qu'elles seules ne
suffisent point à la formation de l'affection hémorrhoïdale.

Les causes sur lesquelles je vais m'étendre
occasionnent presque toutes une pléthore des
vaisseaux sanguins du canal alimentaire en général, et sur-tout du rectum (§. XXV). L'affection hémorrhoïdale est communément le résultat d'un concours de plusieurs de ces causes ;
il est rare qu'une seule soit suffisante pour la
produire.

§. LVII.

1°. *Les boissons chaudes.* Ceux auxquels les
effets de la chaleur libre ne sont point inconnus,
se persuaderont aisément combien les boissons
chaudes doivent relâcher le canal intestinal, et
les regarderont, sous ce rapport, comme d'au-

---

quod a minori copia sanguinis minus sit spirituum penu ,
cordis musculus debilius constringetur, et sanguinis
musculi non sufficiente spiritu turgidi flaccescent ».

tant

tant plus nuisibles, plus leur chaleur sera élevée:
Cette action de la chaleur, lorsqu'elle n'est point
fréquente, se trouve facilement vaincue par
l'élasticité des organes; mais lorsqu'elle insiste
et qu'elle devient, pour ainsi dire, journalière,
elle finit par détruire le ton (1). On peut juger
entre autres, du relâchement qu'une chaleur
humide peut produire sur les solides, par l'effet des pédiluves chauds que quelquefois l'on
fait administrer, tous les soirs, afin de provoquer le flux menstruel. La chaleur humide est
en effet une des causes de la pléthore intestinale et à laquelle on s'expose aujourd'hui, non-
seulement tous les jours, mais chaque jour à
plusieurs reprises. Il est d'usage, dans presque
tous les pays, d'ouvrir le dîner par un potage
bien chaud, qui, sans contredit, ne fait que
nuire à la digestion des mets qui le suivent. La
passion du café est devenue générale, même
parmi la classe inférieure, qu'elle énerve d'autant plus que le prix élevé de cette production

---

(1) *Hippocrate* nous dépeint déjà les suites fâcheuses
de l'abus de la chaleur (*Aphor.* v, 16). « Calidum eo
frequentius utentibus has affert noxias, carnium effe-
minationem, nervorum impotentiam, mentis stuporem,
sanguinis profluvia, animi defectiones, ad quæ mors
sequitur ». Il ne parle pas ici à la vérité des boissons
chaudes seulement, mais de la chaleur en général.

D

étrangère l'oblige le plus souvent d'y substituer des drogues indigènes (1). J'ai connu à Brunswick des familles indigentes, qui faisoient consister leur dîner en une décoction chaude de chicorée brûlée. Bien des personnes ont substitué l'usage journalier du thé à celui du café; d'autres encore ne peuvent se passer ni de l'un ni de l'autre. Le thé affoiblit encore davantage que le café; d'abord comme boisson chaude il relâche, et il attaque en outre le genre nerveux. La foiblesse de l'estomac et les fleurs blanches,

---

(1) L'abus des boissons chaudes est parvenu à un point en Allemagne, dont on n'a pas encore d'idée en France. La passion du café sur-tout s'y est répandue jusque sur la classe la plus indigente ; même les paysans, dans certaines contrées, ne sortiroient point le matin pour se livrer à leurs travaux sans avoir préalablement avalé ce qu'ils appellent leur *portion* de café. Cette manie alla au point, que Frédéric-le-Grand en défendit l'usage dans toutes les campagnes de ses Etats ; cependant il lui fut impossible de réussir. L'auteur détaille, à la fin de ce paragraphe, la manière de vivre d'une de ses malades à l'égard des boissons chaudes ; comme cette histoire pourroit paroître avoir été faite à plaisir à ceux qui n'ont jamais habité l'Allemagne, nous réclamons à son égard le sentiment de ceux qui y ont séjourné pendant quelque temps et qui se sont familiarisés avec les usages du pays. Nous leur demandons s'ils peuvent douter de la réalité de ce fait? (*Note du Trad.*)

si communes de nos jours, doivent en grande partie leur fréquence à l'abus de cette boisson. Je conviens que le thé est très-propre à appaiser le genre nerveux, lorsque l'estomac et les intestins éprouvent un état de spasme; mais il ne s'ensuit pas que son usage habituel puisse être regardé comme utile, d'autant plus que sa vertu calmante tient précisément au relâchement qu'il produit. *Zimmermann*, qui a disserté en maître sur divers objets de médecine, assure que rien n'est plus capable de nous donner l'aspect de fantômes ambulans, que l'abus du thé et les saignées (1). Au reste il ne sera pas difficile de concevoir comment le thé peut devenir doublement préjudiciable à l'affection hémorrhoïdale, lorsqu'on se rappellera de ce que nous avons dit aux §§. XLVII et LIV (2). Aussi ne faut-il point s'étonner de trouver tant de personnes attaquées de cette maladie, et de toutes les suites que l'atonie entraîne. Les excès qui se commettent tous les jours, à l'égard des

______

(1) Dans son sublime ouvrage sur l'Expérience, liv. iv, chap. vii.

(2) *Bontekoe* n'avoit point la même opinion du thé, il le regardoit comme une panacée, et conseilloit, pour conserver la santé, d'en boire autant que l'on pourroit. *Voyez* à cet égard son panégyrique du thé dans sa Dissertation *sur la Vie humaine*.

soupes chaudes, du café et du thé, sont excessifs. Encore si on se contentoit de prendre ces diverses boissons tiédes, plusieurs d'entre elles deviendroient moins nuisibles ; mais il y a des personnes qui les refuseroient si elles n'étoient pas, pour ainsi dire, bouillantes, et s'il ne falloit pas souffler dessus afin de pouvoir les avaler : aussi est-il d'usage de les servir et de les tenir le plus chaud que l'on peut ; l'on a même été jusqu'à inventer des machines propres à remplir ce but. Ces sortes d'abus se commettent déjà dès l'éducation première ; les mères ou les bonnes ont l'habitude de faire beaucoup trop chauffer le lait et les soupes des enfans, non-seulement après le sevrage, mais aussi dès leur naissance. Elles préfèrent leur entonner ces alimens sans les laisser refroidir, plutôt que de les entendre crier. J'ai traité une dame hémorrhoïdaire qui commençoit sa journée par prendre deux tasses de thé bien chaud ; ce déjeuner étoit suivi, au bout d'une demi-heure, de deux tasses de café chaud ; vers les onze heures il lui falloit une grande tasse de chocolat, toujours le plus chaud possible. A dîner c'étoit une bonne assiettée de soupe presque bouillante ; immédiatement après le dîner on lui apportoit deux tasses de café aussi chaud que fort ; le soir, vers les six heures, c'étoit encore deux ou trois tasses de thé. Elle terminoit sa journée, sur les neuf heures, par un potage qui lui tenoit lieu de souper. Cette dame recommençoit régulièrement tous les jours le même train de vie, jusqu'à ce que les douleurs hémorrhoïdales les plus vives là forcèrent à faire abstinence pendant quelques jours. On sent qu'il me fut impossible de la guérir, parce que chaque lendemain elle détruisoit mes travaux de la veille, et je finis par la remercier de bon cœur d'avoir bien voulu se confier à un autre que moi.

§. LVIII.

2°. *Les alimens et les boissons échauffans.* Les alimens et les boissons échauffans peuvent engendrer la pléthore du canal intestinal de deux manières. Celui-ci se trouve d'abord irrité immédiatement après une pareille nourriture, et de cette irritation résulte un afflux du sang vers ses vaisseaux. Une nourriture échauffante excite en outre un orgasme de toute là masse du sang ; et lorsqu'il y a déjà atonie du canal intestinal, le sang dilaté n'en pénètre que davantage dans les vaisseaux de cet organe. Le café provoque donc doublement les affections hémorrhoïdales, parce qu'il échauffe par lui-même, et que, comme boisson chaude, il relâche. Il est rare de trouver un fort buveur de café sans hémorrhoïdes. Plusieurs amateurs de café m'ont assuré que chaque fois qu'ils s'abandonnoient trop à leur boisson favorite, ils ressentoient des douleurs hémorrhoïdales dans le rectum et vers l'os sacré. C'est ici le moment de parler du vin et des épices étrangères, dont certaines personnes abusent à l'excès. Le vin est chez les hommes une des causes les plus communes de la maladie dont nous parlons, et surtout des hémorrhoïdes ouvertes. Il en est qui font usagé du vin, qui cependant ne devroit servir qu'à restaurer la force vitale et l'estomac, comme de l'eau, et qui en contractent tellement l'habitude, qu'il en faudroit plusieurs pintes pour les enivrer. Peu de personnes, pour peu que leurs moyens le leur permettent, ne sauroient se passer de cette boisson dans leurs repas; ils finissent par la ranger parmi leurs besoins journaliers, dont à la fin il leur devient impossible de se passer. L'habitude d'un seule verre de vin par repas, non-seulement seroit innocente, mais elle deviendroit même utile là où il y a inertie de la digestion. Il m'est au contraire impossible d'approuver l'usage même de ceux qui se bornent à une seule bouteille par repas, parce que cette dose, mêlée aux alimens, trouble plutôt la digestion en altérant le suc gastrique, qu'il ne lui est utile en irritant l'estomac, d'autant plus que cette irritation se perd bientôt par l'habitude. J'ajouterai une autre considération à ce que je viens de dire : Je ne puis croire qu'une pareille quantité d'un liquide si hétérogène à nos humeurs, puisse y être convenablement assimilé sans un très-haut degré de force vitale, et je suis persuadé qu'une bouteille de vin par jour suffit déjà pour, de concert avec quelques autres causes, provoquer l'affection hémorrhoïdale. Le vin, au surplus, y influe de deux manières ; comme irritant d'abord, il instigue le transport du sang vers les vaisseaux du canal alimentaire ; comme astringent, il donne lieu à des engorgemens des vaisseaux du foie. L'eau-de-vie sur-tout produit ce dernier effet. J'ai traité plusieurs hémorrhoïdaires qui n'accusoient que l'usage journalier du vin, comme la source principale de leur maladie, et qui s'apperçurent très-bien qu'ils étoient moins incommodés depuis qu'ils avoient renoncé, pendant un certain temps, à cette boisson. Quant aux excès qui se commettent à l'égard des *épices échauffantes,* ils sont à la vérité moins fréquens, mais ils n'en punissent que plus sensiblement ceux qui se les permettent. La table des seigneurs, celle du haut-clergé sur-tout, est quelquefois tellement épicée, qu'elle excite des douleurs sur une langue qui n'est point blasée. J'ai

D iv

connu une femme qui répandoit le poivre avec une telle profusion sur ses mets favoris, surtout sur de la salade de harengs (1) dont elle mangeoit fort souvent, qu'il étoit impossible de distinguer ce qui étoit sur son assiette. Terriblement tourmentée d'hémorrhoïdes, elle ne put renoncer à son habitude : tout ce qui n'étoit point couvert de poivre lui paroissoit insipide. La bière trop chargée de houblon paroît également contribuer aux hémorrhoïdes, du moins est-il certain que son usage habituel en agrave le caractère.

§. LIX.

3°. *Les alimens et les boissons flatulens* ne concourent point, à la vérité, immédiatement à la formation de l'affection hémorrhoïdale, néanmoins une nourriture flatulente peut, chez des personnes qui mènent une vie sédentaire, contribuer puissamment au développement de cette maladie, par la pression que les flatuosités font éprouver au canal intestinal, et la gêne qui en résulte relativement au retour du sang du rectum.

____

(1) Aliment très-commun en Allemagne et peu connu en France. Il se prépare avec des harengs pecs coupés en tranches très-minces et assaisonnés de pommes, de mie de pain, d'épices, d'huile et de vinaigre. (*N. du Trad.*)

§. L X.

4°. *Les purgatifs actifs* peuvent compter parmi les causes les plus efficaces des hémorrhoïdes. Les purgatifs occupent, sans contredit, une des premières places dans la matière médicale ; une foule de maladies tiennent à un état de gastricité qui ne sauroit être combattu sans leur secours ; ils peuvent par conséquent devenir un moyen précieux entre les mains d'un médecin sage et éclairé ; mais quant à ceux qui exercent une action vigoureuse, ils sont presque toujours nuisibles, même là où la méthode évacuante est généralement indiquée, soit que leur action violente tienne à la dose à laquelle on les emploie, soit qu'elle tienne à leur nature irritante, le bien qu'ils produisent, en éliminant la saburre gastrique, ne peut être comparé au mal qu'ils entraînent par l'irritation et le relâchement du canal intestinal. Ce que je viens de dire s'applique également à l'usage réitéré et prolongé de toute espèce de purgatif. Cet abus affaisse la force vitale du canal alimentaire, il engendre des glaires et déprave la digestion, au point que, sous ce rapport, le remède devient quelquefois pire que le mal. La pléthore du canal intestinal est encore un des résultats fâcheux de l'abus des purgatifs, en ce que le sang y est attiré par l'irritation qu'ils y opèrent. Certains purgatifs résineux, entre autres la rhubarbe et l'aloès, auxquels cependant on ne peut, dans certaines circonstances, contester une grande utilité, sont sur-tout dans ce cas. Il y a long-temps que l'on connoît l'aloès comme un moyen efficace pour provoquer le flux hémorrhoïdal (1). La rhubarbe même exerce une action marquée sur les vaisseaux hémorrhoïdaux, et j'ai la certitude, acquise par plusieurs observations, qu'un usage trop fréquent de ce médicament, en substance et à la dose ordinaire quoique beaucoup trop forte d'un gros (2), devient nuisible, sur-tout à la maladie dont nous traitons. Presque tous ceux qui m'ont assuré avoir pris souvent de la rhubarbe, étoient affectés d'hémorrhoïdes, et j'ai presque toujours remarqué que ceux qui étoient atteints de cette maladie, ne pouvoient se servir de ce médicament sans se sentir plus incommodés. Au surplus, je n'ai pas besoin d'observer que l'abus des pur-

---

(1) *Stoll* également compte l'usage fréquent de l'aloès parmi les causes des hémorrhoïdes. *Prœlect. de morbis chronicis.* Ed. *Eyerel*, Vindob. 1789, ii, pag. 284, 287.

(2) La livre médicinale d'Allemagne représente à l'ancien poids de France, 11 onces, 5 gros et 36 grains. (*Not. du Trad.*)

gatifs peut être considéré comme une des causes
des plus ordinaires. Quelques médecins, voyant
aujourd'hui de la gastricité par-tout, purgent et
émétisent à tort et à travers, et regardent comme
le point le plus important de toutes leurs cures,
d'avoir bien balayé les intestins. Beaucoup de
personnes encore ont décerné aux purgatifs
une place parmi leurs remèdes domestiques, et
en usent ou trop souvent, ou à trop haute dose.

§. LXI.

5°. La *saburre âcre* du canal intestinal. De
la bile âcre, des restes d'alimens mal digérés
et devenus âcres par la corruption, augmentent,
comme irritans, l'afflux du sang vers le canal
alimentaire. Le rectum sur-tout se ressent de
cette irritation, non-seulement à cause de son
irritabilité plus marquée, mais encore parce
que la matière fécale, parvenue dans cet intestin, y acquiert, avant que d'être expulsée, son
plus haut degré de dépravation, toutes les
fois qu'une corruption continuée en alimente
l'âcreté. L'anus devient très-douloureux lorsque, dans une diarrhée, les éjections portent un
caractère d'âcreté, à plus forte raison lorsqu'il
est garni de sacs hémorrhoïdaux, qui alors
éprouvent un gonflement considérable, et finissent assez souvent par s'enflammer. L'irritation,

que des matières âcres produisent, peut même occasionner quelquefois une effusion de sang, ainsi que nous l'observons communément dans la dyssenterie. Les selles sanguinolentes que j'ai remarquées plusieurs fois chez des enfans, ne m'ont paru tenir qu'à un état d'acidité. La maladie assez intéressante d'un hypochondriaque, m'a fourni une observation que je ne prétends cependant pas appliquer ici. Cet individu étoit sujet aux aigreurs d'estomac, et chaque fois qu'il en éprouvoit, il étoit sûr d'être molesté le lendemain de ses hémorrhoïdes fermées : les selles alors étoient toujours un peu tachées de sang.

§. LXII.

6°. *Les lavemens*. On auroit tort de ne point regarder les lavemens, dans certains cas, comme un des meilleurs moyens curatoires. Leur secours dans les maladies aiguës , est souvent prompt : certaines affections chroniques même seroient difficiles à vaincre sans leur aide. Il n'en est pas moins démontré que leur usage trop fréquent est capable de provoquer les hémorrhoïdes ; savoir : celui des lavemens chauds par le relâchement, et celui des lavemens irritans par l'irritation qu'ils produisent. Quantité d'hémorrhoïdaires ne doivent attribuer leur mal qu'à l'abus des lavemens. On les prend ordinairement si chauds, qu'il faut nécessairement qu'ils relâchent; d'autres encore sont souvent très-irritans. On administre fréquemment, dans les maladies aiguës, les lavemens vinaigrés de *Clossius* et *Hertz :* la valériane entre ordinairement dans la composition des lavemens viscéraux. Autrefois les lavemens n'étoient pas assez en usage; il y avoit des femmes qui préféroient plutôt mourir que de consentir à recevoir un remède ; aujourd'hui il n'en est plus, à beaucoup près, de même. A Brunswick, par exemple, l'application des lavemens est devenue une branche d'industrie qui soutient bien des femmes; et depuis que la méthode de *Kœmpf,* dont au reste je sais apprécier la valeur, a mis en usage des machines propres à se faire cette opération soi-même, j'ai connu nombre d'hypochondriaques dont le rectum avoit absorbé plus de mille lavemens. L'exemple d'un jeune homme m'a convaincu combien les lavemens contribuent à la formation des hémorrhoïdes. Il fut atteint, à l'âge de vingt ans, d'une fièvre bilieuse, jointe à une grande débilité nerveuse, reçut, pendant l'espace de plusieurs semaines, chaque jour quelques lavemens vinaigrés et chauds; il finit par être attaqué d'hémorrhoïdes fermées, dont jusqu'alors il ignoroit l'existence. Elles ne l'ont point quitté jusqu'à ce jour.

§. L X I I I.

7°. *Rétention de la matière fécale.* Les per‑
sonnes constipées sont ordinairement tourmen‑
tées d'hémorrhoïdes fermées. Plus la matière
fécale séjourne dans le canal intestinal, plus
elle devient compacte, parce que les vaisseaux
absorbans des gros intestins lui retirent pendant
ce temps plus d'humidité que les vaisseaux ex‑
halans ne peuvent en fournir. Les excrémens
endurcis par ce moyen, et descendus jusqu'au
rectum, en compriment les veines et forment
un obstacle au retour du sang.

§. L X I V.

8°. *La chute de l'anus.* Cet accident peut
tenir à deux causes différentes, et souvent en‑
core à leur réunion. L'une est une débilité du
sphincter, qui ne peut plus retenir suffisam‑
ment le rectum ; l'autre est une trop forte
constriction de ce dernier, pendant qu'il est
forcé de livrer passage à des matières fécales
trop compactes, jointe aux efforts que l'on fait
alors pour s'en débarrasser. Cette constriction
peut encore résulter de l'âcreté de l'éjection et
de l'irritation qu'elle excite alors. Lorsque la
débilité du sphincter provient d'un état d'ato‑
nie, on retrouve ce même état dans toutes les

veines du rectum, et il suffit déjà, par lui-
même, à engendrer les hémorrhoïdes fermées.
Des matières fécales âcres ou endurcies peuvent
mener au même résultat, soit par l'irritation,
soit par la pression qu'elles produisent. C'est
ainsi que la chute du rectum a souvent lieu
lorsqu'il existe déjà des hémorrhoïdes fermées
ou ouvertes, et que la matière fécale porte un
degré d'âcreté. Mais en supposant même qu'il
n'en existât pas encore, la chute pourroit
suffire à les provoquer par la rétention du sang
qui résulteroit dans la portion sortie, de la pression que les veines éprouveroient de la part du
sphincter. La chute du rectum augmente au
reste les hémorrhoïdes déjà existantes et les
rend extrêmement douloureuses. On trouve des
enfans très-exposés à la chute de l'anus, et peut-
être cet accident contribue-t-il chez eux par la
suite, à la formation d'affections hémorrhoïdales, parce qu'il laisse toujours une foiblesse
des veines qui y ont été souvent comprimées.

§. L X V.

9°. *Une vie sédentaire.* La situation assise,
sur-tout celle où en même temps le tronc est
incliné en avant, forme une des causes des plus
ordinaires de l'affection hémorrhoïdale. Cette
situation non-seulement ôte au bas-ventre un

des moyens qui favorise le mieux le retour du sang, je veux dire le mouvement; mais elle assujettit en même temps le foie, la veine porte et tout le tract intestinal à une pression qui, étant souvent réitérée, finit par embarrasser le retour de la circulation. Aussi rencontre-t-on peu de personnes sédentaires qui ne soient plus ou moins incommodées d'hémorrhoïdes, surtout parmi celles qui ont la vue basse, parce que, pour bien distinguer les objets, elles sont obligées de se pencher plus en avant. Cette attitude courbée devient nuisible sur-tout après les repas, lorsque l'estomac est plein.

Le plus souvent, d'autres causes concourent avec la vie sédentaire à la formation des hémorrhoïdes. Mais déjà elle seule peut suffire à cet effet, lorsque son action est continuelle et prolongée. J'ai traité un homme âgé, ouvrier en draps, qui à ma connoissance avoit toujours mené une vie sobre et réglée, et qui cependant étoit vivement affecté d'hémorrhoïdes fermées.

§. L X V I.

10°. *Les vêtemens.* Tout vêtement étroit qui couvre le bas-ventre contribue à retenir le sang dans les racines de la veine-porte, et sur-tout dans les veines du rectum, particulièrement chez ceux qui mènent une vie sédentaire, et qui en même temps s'inclinent fortement en avant.

Les vestes trop étroites et les ceintures de culottes trop serrées, méritent ici une attention particulière. Les culottes sont déjà par elles-mêmes un vêtement non-seulement incommode, mais je dirai même indécent, lorsqu'elles sont, comme on dit, trop pincées. L'habitude a en quelque sorte effacé ce dernier inconvénient; cela est si vrai que nous nous trouvons choqués lorsqu'une femme, mise en homme, s'offre à notre vue avec des vêtemens assez justes pour dessiner toutes ses formes (1). Rien ne fait à la vérité mieux ressortir, chez l'homme, la vigueur des cuisses et des mollets que des culottes étroites; elles sont sous ce rapport préférables à celles à la turque, mais elles n'en sont pas moins pernicieuses, en ce qu'elles échauffent trop les parties génitales, comme l'a très-bien observé *Faust*; en ce que les ceintures des jarretières, en resserrant trop les veines et les vaisseaux absorbans de la partie inférieure de la cuisse, retiennent les humeurs dans les jambes et disposent, par

----

(1) On doit se rappeler ici que l'auteur de cet Ouvrage n'habite point Paris, où le beau sexe nous a tellement familiarisé avec ses formes, que nous sommes loin de nous en choquer. (*Not. du Trad.*)

E

ce moyen, dans un âge plus avancé, à l'œdème de ces parties. La ceinture des culottes, ainsi que toute leur partie supérieure, compriment aussi le bas-ventre, sur-tout lorsqu'on plie le corps en avant, et arrête le sang dans les veines du bassin. Un de mes camarades d'études qui portoit des culottes de peau fort étroites, et qui, tous les jours, après avoir copieusement dîné, suivoit pendant deux ou trois heures de suite des cours dans lesquels il restoit continuellement assis et écrivoit beaucoup, devint hémorrhoïdaire au plus haut degré. Comme, à ma connoissance, je ne puis lui reprocher aucun écart diététique, je ne balance point à attribuer sa maladie à ce que je viens de dire (1).

C'est ici le moment d'élever ma voix contre ces cuirasses détestables que les femmes appel-

---

(1) Les ceintures étroites sont encore nuisibles en ce qu'elles disposent aux hernies inguinales, parce qu'elles dépriment les intestins vers la partie inférieure du bassin. Il faut sur-tout attribuer aux culottes étroites la fréquence des hernies dans la cavalerie. La manœuvre à pied qu'on lui fait exécuter ordinairement après le dîner, dans laquelle on lui fait mettre les armes bas et les relever, me paroît aussi inutile que préjudiciable à la santé des troupes.

Depuis que cet ouvrage a été composé, les *chemisettes* sont devenues à la mode. Je ne crois pas inutile de fixer l'attention sur ce genre de vêtement, écono-

lent *des corps*. Leur partie la plus étroite affecte précisément cette région, sous les fausses côtes, où le foie, l'estomac et la rate se trouvent placés ; ils compriment ces viscères, rétrécissent la cavité destinée à les loger, les pressent vers le bas, et gênent le retour du sang par la veine-porte et ses rameaux. Je passe ici sur une foule d'autres accidens que cet avorton hideux de la vanité peut entraîner ; *Soemmering* les a dépeint avec des couleurs aussi vives que frappantes (1). Il est honteux que des femmes qui ont lu son ouvrage se servent encore de ces machines qu'il cherche avec tant de raison à proscrire ; il est sur-tout impardonnable que des parens permettent à leurs filles de faire valoir, au prix de leur santé, une taille effilée qui ne peut charmer, tout au plus, qu'un goût dépravé.

---

mique à la vérité, mais très-mal-sain, sur-tout par rapport à la maladie qui fait l'objet de ce traité. Les chemisettes sont retenues par le bas par un cordon qui entoure le ventre par le milieu et qui se noue sur le dos. Le ventre se trouve pour ainsi dire sanglé et divisé en deux moitiés ; le jeu des muscles larges sur-tout se trouve plus ou moins gêné, et les principaux organes de la digestion d'autant plus comprimés, que ces chemisettes ne se mettent ordinairement que le matin, où la circonférence du ventre est beaucoup moindre qu'après les repas. (*Not. du Trad.*)

(1) *Sur les effets des corps.* Berlin, 1793.

E ij

§. LXVII.

11°. *Les émotions de l'ame.* Personne n'ignore les effets que peuvent produire des émotions désagréables sur le systême biliaire. Ces effets ne peuvent se propager que par les nerfs qui se distribuent dans cette partie de notre organisation, et que *Walther* a si bien dépeint (1), l'espèce de spasme qui naît alors dans les rameaux de la veine-porte, peut y former des engorgemens (§. XLVI.) propres à retenir le sang dans les veines des intestins. En admettant même que cette circonstance ne suffise point pour provoquer l'affection hémorrhoïdale, du moins est-il présumable qu'elle doit l'aggraver dans le cas où cette maladie existeroit déjà comme résultat d'autres causes. J'ai remarqué souvent, et sur plusieurs hémorrhoïdaires, que leur mal augmentoit et devenoit plus douloureux chaque fois qu'ils venoient d'éprouver quelque chagrin.

§. LXVIII.

12°. *Une trop grande application des facultés intellectuelles.* Cette cause qui joue un si grand rôle dans l'hypochondrie, n'en est pas une des plus à négliger dans la maladie qui nous

___

(1) *Voy.* la quatrième table de son superbe ouvrage: *Tabulæ nervorum thoracis et abdominis.* Berol. 1783.

occupe. Elle ralentit l'action qu'exercent les nerfs sur le système de la digestion, et peut, par conséquent, donner lieu à des engorgemens du foie (§. LIV). Les hommes de lettres, et ceux en général qui mènent une vie sédentaire et qui en même temps sont obligés de beaucoup penser, sont infiniment plus exposés à l'hypochondrie et aux hémorrhoïdes que ceux qui à la vérité restent autant assis qu'eux, mais dont les occupations n'exigent aucune application de l'esprit.

§. LXIX.

13°. *La grossesse.* Il est possible de se prémunir contre presque toutes les causes éloignées que nous venons de rapporter. Il ne dépend que de notre volonté de les éviter plus ou moins lorsque nous nous sommes convaincus à temps de leur influence nuisible, et que nous ne manquons point de cette résolution nécessaire pour les faire cesser. Les femmes ne sont point tout-à-fait aussi heureuses, à moins qu'elles n'aient fait vœu de chasteté, puisqu'elles se trouvent exposées à toutes les suites de la grossesse et de l'enfantement, dont les hémorrhoïdes fermées font nombre. Cette affection, malgré qu'elle ne soit point une suite nécessaire de la grossesse et de l'enfantement, en naît cependant souvent comme résultat et sans le concours d'autres causes importantes. Je connois une femme qui, comme demoiselle, jouissoit de la plus parfaite santé, qui ne buvoit ni vin ni café, et qui faisoit beaucoup d'exercice ; elle fut attaquée d'hémorrhoïdes à sa première grossesse, chaque couche suivante aggrava le mal, et il y a actuellement plus de sept ans qu'elle en souffre. Les veines du rectum, sur-tout dans les derniers temps de la grossesse, se trouvent comprimées par le poids de la matrice, particulièrement lorsque son orifice se trouve placé en arrière, ou qu'il est situé un peu obliquement vers un des côtés du rectum, précisément là où se trouvent les troncs veineux de cet intestin. Cette pression devient d'autant plus nuisible, que la femme enceinte fait moins d'exercice et qu'elle reste plus souvent assise en pliant le corps en avant. Les personnes qui s'occupent d'ouvrages à l'aiguille, sont sur-tout dans ce cas. L'enfantement peut également exciter des tumeurs veineuses du rectum, lorsque la tête de l'enfant séjourne long-temps dans le bassin, et qu'elle pèse sur le rectum de manière à y retenir le sang dans ses extrémités veineuses. Lorsque les hémorrhoïdes subsistoient avant l'accouchement, celui-ci les augmente singulièrement, et les malades en souffrent cruellement pendant leurs couches. J'ai particulièrement remarqué ce fait chez une femme dont l'enfant avoit la tête si volumineuse, que l'on fut obligé d'employer le forceps.

§. LXX.

Les deux sexes ne sont point, en général, plus disposés l'un que l'autre aux affections hémorrhoïdales. Cependant on rencontre, autant que je puis en juger par mon expérience, plus souvent les hémorrhoïdes fluentes chez les hommes et celles fermées chez les femmes. *Cullen* (1) dit : « Les *Stahliens* prétendent qu'il y a plus d'hémorrhoïdaires parmi les hommes que parmi les femmes, mais ils se trompent; car, d'après mon expérience, je trouve que ces dernières y sont bien plus sujettes ». Sans doute que *Cullen* n'entend parler ici que d'hémorrhoïdes fermées. Je crois pouvoir attribuer au vin la fréquence de celles ouvertes chez les hommes. Les femmes, comme on sait, en usent bien moins, et si celles-ci sont plus sujettes aux hémorrhoïdes fermées, cela peut dépendre non-seulement d'une plus grande foiblesse de leurs vaisseaux, mais aussi de la grossesse et de leur vie plus sédentaire. Les affections hémorrhoïdales se prononcent davantage chez les femmes après leur temps critique, et les hémorrhoïdes fluentes deviennent alors plus communes (1).

---

(1) *Frederic Hoffmann* est du même avis, *Dissert. de*

C'est aussi ce qui arrive chez des personnes
moins âgées, mais chez lesquelles la menstruation manque ou n'est point assez abondante.

§. L X X I.

Les affections hémorrhoïdales se présentent
ordinairement vers le déclin de l'âge. Les causes
qui les développent ont alors exercé une action plus longue et plus soutenue, et les fibres
ont acquis ce degré de rigidité qui favorise
les engorgemens du foie. Il n'est pourtant pas
rare de voir des individus devenir hémorrhoïdaires à la fleur de leur âge, lorsque les causes
morbifiques se trouvent assez puissantes pour
exciter en eux la maladie dont nous parlons.
Un jeune homme de vingt-trois ans vient de
quitter mon appartement au moment où je trace
ces lignes; il se trouve précisément dans ce cas.
J'en connois un autre qui, à l'âge de vingt ans,
fut attaqué d'hémorrhoïdes fermées ; cette ma-

---

*ignorata uteri structura multorum in medicina errorum
fonte*, §. XXIX. *Opusc. pathologico-practica.* Hal. 1738.
Decas 11, Diss. 3, pag. 360. «Experientia compertum
est, in feminis annosioribus, quæ non amplius mens-
truam patiuntur purgationem, sæpenumero, si non
venarum sedis stillicidium, conatum tamen et nisum
ad illud variis malis, suppressa hac evacuatione subo-
riri ».

ladie fut chez lui la suite d'un abus de lavemens vinaigrés. De jeunes femmes sont souvent atteintes d'hémorrhoïdes qui surviennent à la grossesse ou à l'enfantement (§. LXIX); même les enfans peuvent essuyer cette maladie. J'en ai connu un de six ans dont la ressemblance avec sa mère étoit frappante, et qui souffroit autant qu'elle d'ascarides et presque autant d'hémorrhoïdes fermées (1); cependant il est très-rare de rencontrer les hémorrhoïdes chez des enfans, parce qu'ils sont moins exposés à l'action des causes éloignées qui produisent cette maladie, telles que les boissons spiritueuses, la vie sédentaire, etc. J'ai cru devoir attribuer, chez un enfant que j'ai traité, la présence d'hémorrhoïdes fermées à la cuisine extrêmement épicée de ses parens, et de laquelle il avoit été nourri dès l'âge de deux ans. Le jeune homme dont j'ai parlé plus haut avoit été

––––––––––––––

(1) J'ai remarqué plus d'une fois que des enfans qui ressembloient beaucoup à un de leurs parens, étoient en même temps enclins aux mêmes maladies que celui des deux auquel ils ressembloient. Dans le fait, je ne conçois point pourquoi quelques médecins ont prétendu nier entièrement l'existence de maladies héréditaires. Pourquoi la génération ne communiqueroit - elle pas aussi bien une certaine constitution des solides et des fluides qu'une certaine forme ?

tenu, dès sa jeunesse, avec beaucoup de ri-
gueur, à des occupations qui exigent une vie
sédentaire. J'en ai vu mourir un autre, à l'âge
de dix-huit ans, à la suite d'une fièvre hecti-
que, qui étoit le fruit d'une vie trop sédentaire, jointe à une trop grande application de
l'esprit et à la masturbation. Je l'ai ouvert après
sa mort, et j'ai trouvé dans l'abdomen, outre
une quantité de tumeurs purulentes, une dilatation énorme des veines du rectum et du mésentère; elles étoient gorgées de sang, malgré
que le reste du corps en contenoit peu.

CHAPITRE QUATRIÈME.

Du Traitement des hémorrhoïdes fer-
mées.

Vestra theoria ita tuta sit, ut praxi viam brevem
et planam sternat.

SAUVAGES, *Nosolog. méthod. 1, pag. 3.*

§. LXXII.

IL est possible de guérir complètement les
hémorrhoïdes fermées lorsqu'elles sont encore
récentes, lorsque le malade est encore jeune,
qu'il jouit, à son mal près, d'une assez bonne
santé, qu'il ne manque point de force vitale, et

qu'il est bien décidé à suivre le régime qui lui est convenable. J'ai traité quelques personnes qui ne ressentent plus la moindre trace de leur maladie.

§. LXXIII.

Mais il n'est pas toujours en notre pouvoir d'obtenir un succès aussi marqué, et il y a peut-être peu de cas où nous réussissions complètement. Ordinairement tous nos efforts n'aboutissent qu'à diminuer le mal, quelquefois au point qu'il n'en reste d'autre vestige que quelques légères tumeurs, et la disposition d'être plus facilement affecté des causes propres à la maladie.

§. LXXIV.

Il faut renoncer à une guérison complète lorsque la maladie est invétérée, parce que, dans ce cas, les tuniques veineuses ont trop perdu de leur ressort, et leur substance se trouve déjà épaissie. Si le malade est âgé, il manque non-seulement de force vitale, mais en outre ses vaisseaux hépatiques n'ont plus cette flexibilité nécessaire pour activer le trajet du sang. Il est inutile de développer pourquoi une débilité des forces vitales, une santé languissante ou une maladie d'un tout autre genre, rendent la guérison beaucop plus pénible.

§. L X X V.

Le traitement des hémorrhoïdes fermées se dirige d'après deux indications; la première est *la diminution de l'afflux du sang vers les vaisseaux hémorrhoïdaux* , la seconde est *l'accélération du retour du sang de ces mêmes vaisseaux.*

§. L X X V I.

Lorsqu'il s'agit de satisfaire à ces deux indications, il est important de réprimer les causes éloignées, en les empêchant d'exercer à l'avenir leur action sur le malade. Cette répression ne doit point se borner seulement à celles qui ont proprement occasionné la maladie individuelle que l'on traite, mais elle doit s'étendre encore sur celles qui pourroient contribuer à l'augmenter. Il est nécessaire, à cet effet, de prescrire au malade, d'une manière exacte et précise, le régime qu'il doit suivre, et de bien lui persuader qu'il deviendroit impossible de le guérir, s'il négligeoit de s'y soumettre.

§. L X X V I I.

Le *régime* est le seul moyen de conserver le don précieux de la santé; ce n'est que par lui qu'on parvient à un âge avancé. Son importance est la même en cas de maladie ; elle égale, souvent même elle surpasse celle des médicamens. Si quelquefois on rencontre des sujets qui, malgré leurs écarts diététiques, ont atteint la longévité, ce fait ne prouve tout au plus que l'excellence de leur constitution, qui résiste long-temps à l'action pernicieuse des causes auxquelles ils s'exposèrent. J'observe ici qu'il est essentiel de bien apprécier ce que j'appelle *le régime*. Je n'entends nullement, par cette expression, une conduite scrupuleuse et pédante de certains personnages, qui, à force de s'écouter et de se livrer à un état de mollesse, évitent soigneusement jusqu'à l'influence des causes, qui, par leur nature, deviennent souvent inévitables, et qui, par ce moyen, exercent une action d'autant plus nuisible, lorsque tôt ou tard elles viennent à les atteindre.

Il n'est pas moins nécessaire de ne point confondre le régime qui convient à l'état de santé, avec celui qui n'est propre qu'à l'état de maladie. L'homme bien portant doit soutenir son physique par une bonne nourriture, de l'exercice, et l'action fréquente de l'air libre; il doit l'endurcir par la fatigue, et l'exposer souvent aux injures de l'air; enfin, il ne doit s'abstenir que de tout ce qui peut lui porter un préjudice absolu, et qui, par sa nature, sauroit être facilement évité dans toutes les circonstances de

la vie. L'état de maladie, tout au contraire,
exige quantité de ménagemens qui assujettis-
sent le régime à une foule de restrictions. Il
n'est plus question dans la règle, chez un malade, d'endurcir son physique et de l'habituer
aux diverses impressions ; le genre de vie doit
être modifié, non-seulement de manière à empêcher que le mal n'augmente, mais encore de
façon à le diminuer. Ce que je viens de dire
s'applique entre autres aux personnes affectées
d'hémorrhoïdes ; car, pour en être délivrées, elles
sont obligées de se soumettre à un régime sévère
et approprié à leur état. Les règles qu'on leur
prescrit à cet égard, diffèrent cependant peu de
celles que tout homme bien portant devroit
adopter. Il est si peu difficile de les observer,
que l'on a droit de prétendre à une soumission
entière de la part du malade.

§. LXXVIII.

J'exige avant tout que chaque hémorrhoïdaire évite les *boissons chaudes*, telles que les
potages, le thé, le café, etc., afin de ne point
augmenter continuellement le relâchement des
vaisseaux sanguins des intestins. Il est infiniment préférable d'y renoncer tout-à-fait, et de
ne déjeûner qu'avec du bon pain rassis et avec
de l'eau. Je connois plusieurs jeunes gens qui

ont contracté cette habitude, et qui s'en trouvent parfaitement bien. On peut substituer le
lait à l'eau, mais il faut qu'il soit frais et froid:
il est plus nourrissant, et convient mieux sous
ce rapport à ceux qui peuvent le supporter.
Lorsque l'habitude des boissons chaudes a été
si fortement contractée que les malades ont
peine à s'en passer, on y substitue volontiers de
la soupe à la bière (1), qui, en y ajoutant un

---

(1) La soupe à la bière avec du jaune d'œuf est égalementment un excellent aliment pour les enfans en sevrage,
et même pour ceux qu'on est obligé d'élever sans le sein,
particulièrement lorsqu'ils sont maigres et débiles. Il
arrive fréquemment que les enfans ne peuvent supporter
le lait animal, qui alors les expose aux aigreurs; ils restent
souffrans jusqu'à ce qu'on change leur nourriture, et
profitent à vue d'œil lorsqu'on leur fait prendre de la
soupe à la bière.

La soupe à la bière est encore un de ces mets qui n'ap-
partiennent exclusivement qu'à l'Allemagne, et que
le lecteur pourroit trouver un peu baroque. Tout ce
que l'auteur dit en sa faveur n'en est pas moins constaté.
Voici la maniere ordinaire de préparer cette soupe : On
fait bouillir à-peu-près une pinte de bière; lorsqu'elle
est en pleine ébullition, on y ajoute deux jaunes d'œuf
bien battus et autant de sucre qu'il faut pour corriger
un peu l'amertume ; on y détrempe du pain rôti et coupé
en petits carrés. Quelques personnes y ajoutent du lait,
(*Not. du Trad.*)

jaune d'œuf, n'en devient que plus nourrissante et meilleure, sur-tout pour les personnes maigres. Cet aliment est réellement précieux, parce qu'il se digère facilement et qu'il fortifie, au lieu que le café et le thé ne contiennent aucun principe nourrissant, si ce n'est le peu de lait qu'on y ajoute. Il est très-inutile de faire usage de potage au dîner lorsqu'on a d'autres alimens solides; on digérera même mieux ces derniers lorsqu'on n'affoiblira pas les instrumens de la digestion par une soupe chaude. En général, il conviendroit peut-être davantage de proscrire totalement la nourriture chaude, et de suivre en cela l'exemple des autres mammifères, même de ceux dont l'organisation a le plus de rapport à la nôtre. Quant à moi, je puis assurer que tous ceux de mes malades que j'ai traités de fleurs blanches, d'empâtement muqueux du bas-ventre, et en général d'affections atoniques, se sont toujours bien trouvés de cette méthode, et qu'ils ont tous éprouvé une amélioration marquée de leur état. Ils restèrent plusieurs mois sans rien prendre de chaud, et ne se nourrirent que de pain et de viandes rôties froides.

Cependant un bon médecin, et qui ne veut point s'exposer à nuire à l'un ou à l'autre de ses malades, ne doit jamais oublier qu'il n'y a pas

de

de règle sans exception, et avoir égard à ce que l'individualité peut offrir de remarquable. Il faut donc ici ne point perdre de vue que certaines personnes, soit habitude, soit idiosyncrasie, ne peuvent absolument supporter ni boissons ni alimens froids, et qu'elles ne peuvent se passer de nourriture chaude. Dans ce cas on est bien forcé de permettre cette dernière, mais toujours avec modération et avec soin que les alimens ne soient pas trop chauds. Le café et le thé ne doivent nullement participer à cette exception ; ils sont entièrement superflus. Bien certainement la privation de ces boissons n'est rien moins qu'agréable ; elle entraîne même quelquefois, dans les commencemens, un certain mal-aise ; mais pourvu qu'à force de résolution on soit parvenu à s'en sevrer pendant une semaine seulement, on finit par ne plus songer au sacrifice qu'on s'étoit imposé.

§. L X X I X.

Je demande en second lieu qu'on s'abstienne de tout ce qui, en fait d'aliment ou de boisson, peut échauffer. On évite par ce moyen de provoquer un afflux du sang vers le canal intestinal. Les malades qui ne sauraient quitter leur café, leur bouteille et leurs ragoûts épicés, peu-

vent renoncer, une fois pour toutes, à leur
guérison. Même les espèces de bière trop char-
gées de houblon ne conviennent en aucune
manière aux hémorrhoïdaires ; cependant il est
encore ici des cas où il faut accorder quelque
chose à une constitution morbifique indépen-
dante de la maladie dont nous parlons, et même
à l'habitude. Alors un usage modéré de ces
sortes de nourritures peut devenir nécessaire.
Un homme qui, depuis plusieurs années, se
seroit accoutumé à boire journellement du vin,
se trouveroit très-mal à son aise si on vouloit
l'en priver absolument et tout-à-coup. Le vin
d'ailleurs est un analeptique qu'il seroit inconvenable de supprimer entièrement, là où il y a
peu de force vitale ; mais on peut dans tous les
cas, et sans aucun risque, en diminuer la quantité, et la restreindre à un ou deux verres. J'ai
réduit quelques forts buveurs à cette dose modique, et ils m'ont avoué, par la suite, que leur
appétit étoit devenu meilleur, qu'ils digéroient
plus aisément, et qu'ils souffroient bien moins
d'hémorrhoïdes. Le café, lorsqu'il est fort et
sans lait, pris quelque temps après le dîner,
est par fois nécessaire aux hypochondriaques
qui, très-souvent, sont en même temps hémorrhoïdaires ; il leur facilite supérieurement la
digestion et active la force vitale de leur esto-

mac , de manière à empêcher les aigreurs et les flatuosités. Lorsqu'une fois ces personnes ont éprouvé cette action salutaire du café, il devient très-difficile de les en priver, et il n'y a point d'inconvénient à leur en accorder l'usage après dîner seulement , mais à une dose et d'une force raisonnables (1), à moins cependant que l'affection hémorrhoïdale ne soit parvenue à un trop haut degré. Le café pris après le dîner n'est pas, à beaucoup près, aussi échauffant ni irritant que lorsque l'estomac est vide ; d'un autre côté, les inconvéniens qui naissent d'une digestion imparfaite, ne laissent point d'être conséquens, et je ne connois point de moyen plus innocent que le café, et qui fût en même temps plus propre à précipiter la digestion. Le vin n'agit point, à beaucoup près, comme le café sur l'estomac d'un hypochondriaque ; il paroît même y provoquer puissam-

____

(1) En France, on a l'habitude de prendre une demi-tasse de café sans lait immédiatement après le dîner. En Allemagne, au contraire, le café se prend une heure, quelquefois trois heures après le dîner. Il y a des personnes qui alors en avalent jusqu'à cinq demi-tasses ; l'ordinaire est de trois demi-tasses. On ne prend presque jamais de café pur, mais on y ajoute toujours un peu de crême (*Not. du Trad.*).

ment des aigreurs, sur-tout le vin de table ordinaire (1).

§. LXXX.

Les boissons et alimens *trop nourrissans* ne peuvent être recommandés aux hémorrhoïdaires ; ils augmentent la maladie en augmentant la masse du sang (§. LI.) ; il faut les interdire, sur-tout à l'époque où les tumeurs veineuses sont plus prononcées et plus douloureuses.

§. LXXXI.

Les malades doivent rester assis le moins possible ; ils doivent sur-tout éviter de ployer le corps en avant, afin de ne point gêner le retour du sang des veines intestinales. Il leur est par conséquent très-utile de s'arranger de manière à pouvoir se tenir debout, en se livrant aux occupations qui, ordinairement, exigent que l'on soit assis, telles que la lecture, l'écriture, etc. ; car c'est à celles-ci que se livrent la plus grande partie des hémorrhoïdaires. Je connois des savans, des négocians, etc., qui ont tellement contracté l'habitude d'écrire debout,

---

(1) On sait qu'en Allemagne ce sont les vins du Rhin ou de Franconie dont ont se sert d'habitude ; ils sont beaucoup plus acides que nos vins de France. (*Note du Trad.*)

qu'il est rare de les trouver assis : aussi souffrent-
ils bien moins de leur maladie. Il y a des personnes qu'une grande foiblesse empêche d'observer une position aussi fatigante ; mais elles
peuvent, dans ce cas, changer souvent de situation, et s'asseoir et rester debout alternativement. Leur table à laquelle elles travaillent
doit être d'une hauteur suffisamment proportionnée à celle de la chaise, pour ne pas avoir
besoin de se plier en avant. Il est bon que les
chaises de ceux qui écrivent beaucoup aient
à-peu-près la forme d'une selle, de manière à
ce que les jambes restent suspendues perpendiculairement des deux côtés ; il faut en même
temps que le devant de la table ait une échan-
crure, et des deux côtés deux bords saillans
pour y appuyer les coudes et empêcher en
outre que le corps ne puisse se pencher en avant.
La chaise doit être bien faite, ne pas trop bom-
ber du milieu, afin que l'urèthre n'éprouve aucune pression ; elle doit avoir de chaque côté
des marche-pieds sur lesquels les pieds puissent
s'appuyer, de manière à empêcher que le poids
des jambes suspendues en l'air ne fasse éprouver
aux cuisses une trop forte pression contre les
côtés de la selle, pression suffisante pour gêner
le retour du sang.

F iij

§. LXXXII.

L'exercice fréquent est un moyen indispensable pour ceux qui desirent être délivrés des tumeurs hémorrhoïdales. Rien de plus facile que de choisir une occupation qui oblige d'exercer le corps. Les femmes peuvent, tout en remplissant leurs devoirs domestiques, saisir quantité d'occasion de se donner du mouvement ; et ceux d'entre eux qui, par leur nature, entraînent du repos, peuvent aisément être confiés à d'autres personnes. Celles qui sont obligées de se procurer leur subsistance par la plume ou par l'aiguille, sont vraiment à plaindre lorsque l'affection hémorrhoïdale vient à les atteindre ; leur genre d'occupation agrave nécessairement leur maladie ; il ne leur seroit cependant pas tout-à-fait impossible de sacrifier du moins une heure par jour, et même davantage, à l'exercice qui leur est si nécessaire.

Marcher est un des meilleurs exercices pour un hémorrhoïdaire ; il en résulte une pression alternante des muscles abdominaux des deux côtés sur les viscères du bas-ventre, circonstance qui favorise singulièrement le retour du sang. La marche pourtant doit être assez rapide pour qu'il en puisse résulter une agitation suffisante de tout le bas-ventre, sans quoi elle ne produiroit qu'un effet très - médiocre. Les promenades ordinaires, telles que les femmes ont usage d'en faire, ne sont rien autre chose qu'une position alternative sur une jambe et sur l'autre.

Je recommande à ceux qui en ont la force, de *scier* et *raboter* du bois. Cet exercice est d'un grand secours, et je le préfère, sous tous les rapports, à celui du *tour*. Il fait exécuter un mouvement en avant et en arrière qui est très-salutaire.

L'équitation ne peut être permise aux hémorrhoïdaires qu'avec beaucoup de précautions. Ils supportent bien le pas; mais celui-ci ne leur sert à rien. Le *trot* produit une secousse qui paroîtroit devoir être utile; mais si la congestion du sang dans le bas - ventre est considérable, cette commotion devient préjudiciable par sa violence, sur - tout lorsqu'elle est prolongée et que le cheval a ce qu'on appelle le trot dur. Très-souvent j'ai vu les douleurs les plus atroces accabler des hémorrhoïdaires pour avoir été trop long-temps et trop fortement à cheval. Le *galop* est encore ce qui convient le mieux ici, et je conseille de ne s'en tenir qu'à lui et au pas. L'équitation au reste ne peut être permise dans le moment où les tumeurs sont très-gonflées et douloureuses; rien ne seroit plus

contraire à cet état que le frottement et le choc
que la selle fait éprouver ; ils pourroient con-
duire à l'inflammation.

§. LXXXIII.

Quelquefois on rencontre des malades qui,
faute de forces, ne peuvent supporter aucun
genre d'exercice, du moins celui qui pourroit
leur devenir utile. Aussi sont-ils obligés de se
passer d'un des moyens les plus propres à avancer leur guérison, et le médecin doit au moins
tâcher de faire en sorte que le repos continuel
auquel ces malheureux sont forcés de s'abandonner, leur devienne le moins funeste possible.
A cet effet il convient de leur prescrire de changer souvent de situation, de manière à être
bientôt assis, bientôt couchés, même de se
coucher plusieurs fois par jour sur un plan ho-
rizontal. Cette précaution les soulage évidemment.

§. LXXXIV.

Les personnes dont le genre d'occupations
exige qu'elles restent souvent assises, doivent
se garder d'employer des chaises rembourrées,
sur-tout lorsqu'elles le sont avec des étoffes de
laine, de la laine ou du duvet. Ces matières
échauffent trop les parties que l'on y expose,
et augmentent par conséquent, en y attirant le

sang, l'affection hémorrhoïdale. Les chaises de jonc méritent la préférence sur toutes autres. Quelquefois cependant une maigreur extrême rend les coussins nécessaires ; il faut alors qu'ils soient confectionnés en toile de lin ou de chanvre, et qu'ils soient bourrés de crin : dans ce cas ils échauffent beaucoup moins.

§. LXXXV.

Toute espèce de *vétement* qui serre, qui comprime le ventre, doit être à jamais proscrit de la garde-robe d'un hémorrhoïdaire.

Quant aux hommes, il est nécessaire qu'ils aient soin de ne jamais trop serrer les ceintures de leurs culottes. Ceux qui seraient assez petits-maîtres pour ne point vouloir souffrir de pli, devroient au moins songer à rendre leur vanité moins incompatible avec leur santé. A cet effet ils devroient porter des culottes dont, pour le moins, la partie postérieure seroit assez longue pour ne point se tendre sur les fesses en s'asséyant, et pour ne point en même temps faire descendre le derrière de la ceinture, de manière à comprimer fortement le ventre par-devant. On fait bien, lorsqu'on veut rester long-temps assis, de déboutonner tout-à-fait la ceinture : on garantit par ce moyen le bas-ventre de toute pression.

Les *corps*, quels que puissent être leurs espèces et leur construction, doivent être proscrits sans aucune restriction ; ils doivent l'être généralement, et à plus forte raison chez une personne attaquée d'hémorrhoïdes. Ils sont nuisibles sans exception, et il n'existe aucune circonstance qui puisse excuser leur usage. Bien certainement un corps n'est point dans le cas de redresser une taille difforme ; mais il peut au contraire gâter celle d'une personne bien faite. On est toujours bien quand la nature ne nous a point négligé ; la taille se présente infiniment mieux sans corps que sous cet étui hideux, qui fait ressembler une femme à un pivot de bois. Je connois des demoiselles qui ne se sont jamais lacées, et dont cependant la taille est svelte et d'une grande beauté. Un corps peut-il en effet dégager une taille courte et épaisse ? Quand même elle le paroîtroit un peu moins, cet avantage si petit, peut-il entrer en parallèle avec le sacrifice de la santé, qui nécessairement doit résulter d'une compression aussi horrible des viscères supérieurs du ventre ?

§. LXXXVI.

*Une trop forte application de l'esprit de*vient dangereuse aux hémorrhoïdaires, et doit leur être sérieusement interdite. Les hommes

de lettres, les savans, qui sont très-souvent
exposés aux hémorrhoïdes, et qui, le plus souvent encore, sont en même temps hypochondriaques, devroient pour ainsi dire *végéter*
pendant un certain temps, ou pour le moins
renoncer aux travaux qui nécessitent une tension de leurs facultés intellectuelles. Ce moyen
bien simple est pour eux un des plus efficaces.

§. LXXXVII.

La *dissipation* au contraire devient très-né-
cessaire aux hémorrhoïdaires comme aux hypochondriaques. Rien n'est si sensible que les effets
qu'elle produit par son action bienfaisante sur
le système nerveux, par la manière dont elle
anime toutes les fonctions organiques, et entre
autres le trajet du sang par le foie. Le genre de
dissipation doit entièrement dépendre du choix
du malade; un amusement forcé, et vers lequel
on se trouve quelquefois entraîné involontai-
rement par des amis, fatigue plutôt le malade
que de le récréer.

§. LXXXVIII.

La *constipation* est un état qu'un hémorhoï-
daire doit prévenir soigneusement; car la pression et l'irritation occasionnées par la matière
fécale augmentent singulièrement son mal. Tout

ce qui peut gêner le passage de cette matière dans les intestins doit par conséquent être évité, sur-tout le thé, le vin rouge (1) et la vie sédentaire. Si l'excrétion alvine ne se fait point d'elle-même, il faut la provoquer, autant que faire se peut sans nuire, par des médicamens peu actifs, par des minoratifs. Toutes les fois que le malade aura été un jour sans aller à la garde-robe, il prendra le soir un lavement d'eau froide, et si, à l'ordinaire, l'excrétion fécale n'est point assez copieuse, il prendra outre cela un léger purgatif, comme par exemple, quatre gros de sulfate de magnésie soir et matin.

§. LXXXIX.

Les femmes enceintes ne resteront pas trop souvent assises; elles se garderont sur-tout de plier en même temps le corps en avant, non-seulement pour éviter les atteintes hémorrhoïdales, mais en général pour bien se porter. Elles devroient, pendant leur grossesse, abandonner entièrement l'aiguille, et même ne s'occuper de rien qui pourroit exiger une pareille position. L'exercice leur devient plus nécessaire que jamais, et elles ne devroient point laisser passer

---

(1) Je dirai plus bas qu'il y a des cas où le vin rouge peut convenir.

un jour sans faire un tour de promenade. Elles doivent rester plus long-temps dans le lit, et même, vers la fin de la grossesse, se coucher de temps à autre dans le jour, afin de faciliter le retour du sang du bassin. Rien de ce qui pourroit les gêner doit faire partie de leurs vêtemens, qui doivent être assez amples pour ne point comprimer le ventre vers le bas. La constipation est ici à éviter avec d'autant plus de soin (§. LXXXVIII), qu'elle survient fréquemment dans l'état de grossesse. Tous ces préceptes regardent même celles des femmes grosses qui ne seroient point attaquées d'hémorrhoïdes, puisqu'ils servent également à les en garantir.

§. X C.

Un malade qui suivra exactement ce que je viens de dire, se sentira indubitablement soulagé de son mal, et ces moyens diététiques seuls suffisent quelquefois pour amener la guérison, lorsque la maladie est dans sa naissance, et qu'elle n'est point encore parvenue à un degré bien prononcé. Plus au contraire elle est invétérée, et plus elle a acquis d'intensité, plus il devient nécessaire d'avoir recours aux moyens *thérapeutiques.*

§. X C I.

Lorsque nous décidons de les mettre en usage,

nous devons, dans la règle, commencer par purger le *canal intestinal*, afin de le débarrasser de cette saburre qui, par l'irritation qu'elle fomente, pourroit augmenter le mal. Notre choix doit tomber ici sur les médicamens doux et rafraîchissans ; nous ne devons même pas les employer à trop haute dose ni trop long-temps ; ne les continuer que pendant à-peu-près trois jours, les suspendre alors pendant quelques jours, etc., jusqu'à ce que les signes de gastricité aient disparu. Les purgatifs échauffans, actifs ou donnés à trop forte dose, deviennent, dans le cas présent, plus nuisibles par l'irritation et l'affoiblissement des intestins qu'ils opèrent, qu'ils ne sont utiles en éliminant la matière saburrale. Les fortes évacuations rendent un hémorrhoïdaire évidemment plus malade, au lieu que celles qui sont douces le soulagent toujours.

§. XCII.

Ces évacuations deviennent quelquefois nécessaires dans le cours du traitement, même lorsque le canal intestinal aura déjà été nettoyé ; car l'atonie et la débilité qui y règnent donnent lieu de nouveau à un état de gastricité. Cette indication se remplit par les lavemens et par les purgatifs. Les premiers conviennent pour

débarrasser la portion inférieure du canal intestinal, et ils remplissent ce but à eux seuls, sans
que l'on ait besoin de tourmenter l'estomac.
Mais s'il se manifeste des signes de saburre
de la portion supérieure, on ne peut se passer
d'y joindre les purgatifs, attendu que l'action
des lavemens ne s'étend point jusqu'à elle.

§. XCIII.

*Le sulfate de magnésie et la teinture de
rhubarbe aqueuse*, sont de tous les purgatifs
ceux qui conviennent le mieux aux hémorrhoïdaires. Leur action est douce, et n'entraîne
aucune irritation nuisible. La teinture de rhubarbe aqueuse seule n'est point assez active; le
sulfate de magnésie seul et employé trop souvent affoiblit trop l'irritabilité de l'estomac et
des intestins : tous les sels neutres de la classe
des rafraîchissans sont dans ce cas. Il est donc
parfaitement convenable de combiner ces deux
moyens, parce que la teinture de rhubarbe cor-
rige la qualité débilitante du sel neutre. Je fais
dissoudre une once de celui-ci dans deux onces
d'eau de mélisse, et autant de teinture de rhubarbe bien saturée (1). J'en fais prendre moitié

---

(1) Il faut que cette teinture soit préparée sans alcali,
pour ne point décomposer une portion de sulfate de ma-

le matin, moitié le soir, et le quart seulement, aux personnes faciles à émouvoir. Lorsque j'ai à faire à des malades assez difficiles à émouvoir pour que ce médicament très-doux puisse agir suffisamment, je substitue une infusion de séné à l'eau de mélisse.

§. XCIV.

Le sulfate de soude, considéré chimiquement, paroîtroit pouvoir remplacer le sulfate de magnésie; cependant je trouve que plusieurs hypochondriaques le supportent avec peine, tandis que le sulfate de magnésie leur convient parfaitement. Cette remarque m'a toujours fait préférer ce dernier chaque fois que j'avois à faire à un hypochondriaque hémorrhoïdaire.

§. XCV.

La rhubarbe en poudre ne convient aucunement comme purgatifs aux hémorrhoïdaires; elle excite facilement le flux hémorrhoïdal chez ceux qui y sont sujets; elle gonfle les hémorrhoïdes fermées et les rend douloureuses. Quelquefois une seule dose suffit pour provoquer l'affection qui, depuis quelque temps, étoit res-

---

gnésie, quoique cette décomposition seroit peu consé-quente.

tée

tée sans se faire ressentir. Chez d'autres encore ce remède fait paroître des douleurs dans le dos ainsi qu'un mal-aise du bas-ventre très-prononcé, et dont toute l'habitude nerveuse se ressent. Il faut donc, et dans tous les cas, ne l'employer qu'à très-petite dose, et pas au-dessus de dix grains, là où d'autres circonstances le rendroit nécessaire à un hémorrhoïdaire.

§. XCVI.

L'*aloès* est en général pour le moins aussi nuisible que la rhubarbe ; mais son extrait aqueux, à petite dose et combiné au sulfate de magnésie, constitue ici un excellent purgatif, préférable sous tous les points au sulfate de magnésie seul. Depuis que des circonstances particulières m'ont conduit à l'usage de cette combinaison chez des hémorrhoïdaires, j'ai trouvé que loin de leur nuire elle leur étoit très-utile; il s'agit seulement de prescrire de manière que, dans chaque dose de sel que l'on fait prendre deux fois par jour, il n'entre qu'un grain d'extrait aqueux.

§. XCVII.

La manne est à la vérité un purgatif, mais elle n'est pas assez active à petite dose, tandis qu'à une plus forte elle donne lieu à des flatuosités. Cette considération m'empêche de m'en

servir souvent, et jamais chez des sujets hypochondriaques. Il est pourtant quelquefois nécessaire d'y recourir lorsque les hémorrhoïdes
sont douloureuses, parce que les purgatifs plus
âcres augmenteroient la douleur.

§. XCVIII.

Il paroîtra contradictoire de recommander
les *lavemens* (§. LXXXII) pour favoriser
l'excrétion fécale, après les avoir rangés parmi
les causes des hémorrhoïdes fermées ; mais ils
ne deviennent préjudiciables que par un usage
trop fréquent, ainsi que par un haut degré de
chaleur. Les hémorrhoïdaires ne doivent prendre que des lavemens tièdes et même froids,
très-doux et composés d'une décoction d'avoine,
d'huile et de fort peu de sulfate de soude (deux
gros), encore ne faut-il les employer que rarement, et seulement lorsqu'on y est forcé par
un état de constipation. Ils peuvent à la vérité
augmenter la maladie, même là où ils deviennent nécessaires ; mais c'est un inconvénient
qui ne laisse pas que de se présenter plus d'une
fois dans la pratique médicale. Au surplus, le
mal que des lavemens employés avec modération produisent ici, n'est pas à comparer à celui
qui résulteroit de la constipation et de l'en-
durcissement des matières fécales retenues.

§. X C I X.

Lorsqu'on se propose de purger le canal intestinal d'une personne affectée d'hémorrhoïdes fermées, on ne doit avoir en vue seulement que d'éliminer quelque chose susceptible d'entretenir la maladie ; car cette méthode ne contribue elle-même, en aucune façon, à la guérison : celle-ci requiert d'autres moyens thérapeutiques dont nous allons parler.

§. C.

Si l'on me demandoit avec quoi je guéris les hémorrhoïdes fermées, je répondrois bonnement que c'est avec du *tartrite de potasse* (tartre tartarisé) et de *l'eau froide*. C'est par ces deux moyens seuls, joints au régime convenable, que je suis parvenu plusieurs fois à dissiper entièrement les tumeurs hémorrhoïdales, et dans beaucoup d'autres cas où il n'étoit plus possible de les faire entièrement disparoître, je les ai du moins tellement diminuées, qu'il n'en est resté que de très-faibles traces, qui à la vérité se tuméfioient lorsqu'il y avoit provocation, mais qui cependant cédoient aux mêmes moyens.

§. C I.

Il est nécessaire, dans tous les cas, de rétablir le *ton* des veines du rectum toujours affoibli dans cette maladie. Cette atonie ou existoit avant les tumeurs comme cause du gonflement (§. XLVII), ou du moins elle devient une suite de la dilatation qui y a lieu, lors même que la congestion du sang provient de toutes autres causes (§. X).

§. CII.

Pour rétablir le ton on a recours aux *astringens*, c'est-à-dire à ceux qui augmentent le ton ou le ressort (tonica astringentia) (1). De tous les moyens qui composent cette classe, il n'y en a pas de plus convenable, de plus efficace et de plus innocent que *l'eau froide*.

Comme la diminution du ton réside dans les veines du rectum, il est essentiel d'y appliquer le tonique immédiatement. On y parvient par les lavemens d'eau froide. Ce remède très-simple agit si efficacement contre les tumeurs hémorrhoïdales, que je ne saurois trop le recommander. Il m'a été souvent d'une utilité très-marquée dans le traitement de cette affection, et toutes les fois que je l'ai fait employer, il a considérablement diminué les tumeurs, et ordinairement au point à ne laisser que quelques rides peu conséquentes et exemptes de toute

----

(1) Il ne faut pas les confondre avec ceux qui augmentent la force vitale.

douleur ou incommodité; il a même quelquefois
effacé entièrement les tumeurs. Je n'en ai jamais
vu résulter d'inconvénient, si ce n'est chez un
seul malade, dont la sensibilité étoit telle qu'il
lui survenoit, après chaque lavement, un
spasme des intestins assez considérable pour
m'empêcher de poursuivre cette méthode.

Les dissolutions froides de sulfate d'alumine,
de sulfate de fer, etc. sont encore plus astringentes que l'eau froide ; mais le rectum est trop
sensible, et ces substances sont trop irritantes
pour oser les admettre habituellement. L'eau
froide pure acquiert bientôt un degré de chaleur dans le rectum, et perd par ce moyen sa
qualité irritante, de sorte que l'irritation qu'elle
produit n'est que passagère. Il est certain que,
par la même raison, la constriction ne peut être
que momentanée, puisqu'elle s'affoiblit aussi-
tôt que l'eau gagne en chaleur. Mais si l'effet
de chaque lavement est peu conséquent, il n'en
est pas moins vrai que la somme de ces effets
souvent répétée, ne laisse point que de faire
beaucoup. Rien n'empêche de réitérer journellement ce remède, avec d'autant plus de sécu-
rité que l'effet qu'il produit chaque fois est
peu durable. Au surplus, cette constriction
momentanée n'est point dans le cas de faire
appréhender que le sang, en se retirant vers

d'autres organes, n'entraîne quelques suites fâcheuses.

Je fais prendre à mes malades un lavement
par jour pour commencer ; je le fais appliquer
immédiatement après que l'évacuation naturelle a eu lieu. Lorsque celle-ci ne s'opère point,
je la provoque par un premier lavement d'eau
froide, qu'alors je fais suivre d'un second. Quand
je vois que les malades supportent ces lavemens
sans beaucoup de peine, j'augmente, et en or-
donne par la suite (au bout de deux semaines
environ) deux par jour, l'un le matin et l'autre
l'après-midi. Ces lavemens sont encore un excellent moyen pour favoriser l'excrétion fécale ;
je leur ai vu amener quelquefois ce résultat, là
où les lavemens ordinaires et chauds m'avoient
refusé leur service. L'irritation vigoureuse du
froid n'agit point seulement sur la portion la
plus inférieure du canal intestinal, sur celle
qui se trouve en contact avec l'eau, mais elle
s'étend encore sympathiquement (*per consen-
sum*) sur sa portion supérieure. Ces lavemens
y occasionnent quelquefois une légère colique,
qui est toujours suivie d'une évacuation copieuse.

Il faut que les malades gardent ces lavemens
le plus long-temps possible ; ils ne doivent donc
les injecter d'abord que par petites portions,

jusqu'à ce que le rectum s'habitue insensiblement à mieux les supporter ; ils doivent en
outre rester couchés pandant un quart-d'heure
sur le côté gauche, chaque fois qu'ils auront
pris le lavement.

§. CIII.

Le froid et le chaud sont des qualités rela-
tives, et dont les graduations sont infinies. Il
devient donc nécessaire de déterminer, en quelque sorte au malade, le degré de froid qu'il doit
employer. L'eau doit être assez froide pour produire dans le rectum une sensation assez vive,
sans pour cela être douloureuse. Elle est presque toujours trop froide du temps des gelées ;
peu de personnes la supportent alors, et l'on est
obligé, avant que de s'en servir, de la laisser
dégourdir pendant un certain temps, dans un
appartement échauffé. L'époque des gelées une
fois passée, je fais employer l'eau telle qu'elle
sort de la fontaine ; cependant tout dépend ici
non-seulement du degré de froid de l'eau, mais
encore du degré de sensibilité des malades. On
en trouve qui ne supportent point l'eau froide,
même au-dessus du point de congélation, et
qui en éprouvent un mal-aise marqué. Ces individus exigent que l'on ajoute, dans le commencement, un peu d'eau chaude à celle froide;

mais par la suite on diminue de plus en plus la portion d'eau chaude, jusqu'à ce que celle sortant de la fontaine puisse être employée toute seule.

§. CIV.

Il y a certains cas où les lavemens froids pourroient nuire :

1°. Lorsqu'en même temps il subsiste un flux hémorrhoïdal. Celui-ci ne doit point être provoqué par des stimulans, ainsi que certains médecins l'ont prétendu ; mais il seroit tout aussi imprudent de l'arrêter, et c'est ce qu'il y auroit à craindre de l'action du froid. Ce flux n'est cependant point continuel, et il se présente toujours des intervalles desquels on peut profiter pour l'emploi des lavemens froids.

2°. Lorsque le foie est dur, et que d'autres signes font appréhender une obstruction de ce viscère. L'action du froid seroit ici sans effet, parce que le sang en se retirant ne trouveroit pas assez de jeu, et que cette circonstance pourroit entraîner des suites fâcheuses.

3°. Lorsque le malade a eu depuis peu un crachement ou un vomissement de sang. Il seroit à craindre dans ce cas, que le refoulement du sang des veines du rectum n'eût pour suite des congestions sanguines dans les vaisseaux pulmonaires ou gastriques.

4°. Une constitution apoplectique et qui fait craindre des congestions vers la tête, contre-indique par la même raison les lavemens froids.

5°. Les personnes très-sensibles ne peuvent ordinairement supporter l'irritation que le froid produit dans le rectum ; les premiers essais suffisent pour déceler cette disposition. Dans ce cas on gradue l'action du froid en n'employant dans le commencement que de l'eau moins froide, dont on augmente de plus en plus le degré.

6°. L'irritation excitée par le froid augmente la douleur à l'époque où les tumeurs hémorrhoïdales se trouvent être tendues et douloureuses. Il faut donc en suspendre l'usage jusqu'à ce que ce gonflement ait été vaincu par d'autres moyens.

7°. Enfin les lavemens froids peuvent devenir pernicieux dans un état de pléthore constitutionnelle. Lorsque les vaisseaux regorgent de sang, il ne sauroit être répercuté des veines du rectum sans exposer à de fortes congestions dans un organe quelconque. Il faut donc, avant que de se décider aux lavemens froids, remédier par une saignée à la pléthore constitutionnelle.

§. C V.

Les bains froids deviennent un moyen précieux lorsque l'affection hémorrhoïdale est accompagnée d'une atonie de la totalité du canal intestinal, ou même de celle du corps entier. Le froid, en attirant vers le dehors le calorique des parties les plus internes, devient un tonique pénétrant; il rapproche par cette action les molécules fibreuses des viscères, tandis que les autres astringens n'agissent que sur la superficie de la fibre.

§. CVI.

La même circonstance indique encore l'usage des *toniques internes*, c'est-à-dire de ceux que l'on introduit par l'organe de la digestion. Cependant avant que de les adopter, il devient nécessaire d'avoir égard à l'état des organes, de remarquer s'il existe des engorgemens dans les viscères ou de la saburre dans le canal intestinal, et d'y remédier préalablement par les moyens convenables. L'expérience prouve que l'action des toniques ne convient à aucun de ces deux états; on peut même dire qu'en général les toniques internes ne profitent que rarement aux hémorrhoïdaires, lors même qu'il n'existeroit ni engorgemens, ni gastricité.

§. CVII.

Ce que je viens de dire s'applique sur-tout au *quinquina*, qui de tous les toniques internes est peut-être le meilleur, le plus important, et dont l'efficacité semble surpasser celle de tous les autres. Il est rare de le voir réussir chez les hémorrhoïdaires, sur-tout lorsque les hémorrhoïdes sont fermées; souvent elles n'en deviennent que plus tendues et plus douloureuses. Il me devient donc impossible, si j'en juge d'après mon expérience, de le recommander dans ce cas, et je suis obligé, quant à cela, de m'écarter de l'opinion de *Werlhof*, malgré qu'au reste j'adopte entièrement l'idée favorable qu'avoit ce grand génie du remède en question. Il convient d'ailleurs que le quinquina fait ressortir les tumeurs hémorrhoïdales, malgré qu'il prétende que son usage continué les dissipe facilement (1).

§. CVIII.

Le *fer* peut, sous le rapport précédent, être entièrement assimilé au quinquina, du moins la grande majorité des préparations martiales de nos pharmacies. La constipation qui résulte assez souvent de leur usage semble en être la

------

(1) Werlhof, *Obs. de febribus, sect. 111, §. 6. Opp. ed.* Wichmann, Hannov. 1775. « Quibus hæmorrhoïdes cœcæ cum tenesmo molesto et alvo adstricta prodeunt, sed tempore et continuato remedii usu facile et certo evanescunt ».

cause. Les eaux minérales ferrugineuses, au contraire, qui en général sont un médicament efficace, le deviennent sur-tout chez ceux des hémorrhoïdaires où il y a atonie du canal intestinal. Elles sont exemptes des inconvéniens que présentent les préparations martiales, non-seulement parce que les sels martiaux s'y trouvent très – étendus, mais aussi parce qu'en même temps elles contiennent des sels neutres fondans et purgatifs. Ces eaux minérales agissent encore par l'acide carbonique qu'elles renferment, et deviennent par ce moyen un irritant léger, bienfaisant et propre à activer la paresse de la circulation dans le bas-ventre (1). Il y a cepen-

(1) *Brandis* considère l'action des eaux ferrugineuses sous son véritable point de vue. Voici ce qu'il dit : « La paresse du mouvement péristaltique, la diminution de la force musculaire des intestins, doivent nécessairement entraîner une inertie de circulation dans les vaisseaux du bas-ventre, et par suite, des engorgemens de sang ou d'autres humeurs dans ces mêmes vaisseaux, d'où résultent leur dilatation, les hémorrhoïdes, &c. Tous ces phénomènes ne peuvent encore être regardés comme des obstructions, et on parvient le plus souvent à les faire disparoître par un tonique aussi précieux que l'eau minérale fortement ferrugineuse, &c. (*Anleitung zum Gebranche*, etc. c'est-à-dire, *Instruction sur la manière d'employer l'eau minérale de Dribourg.* Munster, 1792) ».

dant des circonstances qui n'admettent point leur emploi, tel qu'un état de pléthore ou même et en général lorsque les vaisseaux du bas-ventre sont très-regorgés de sang. Dans ce cas elles deviennent plus pernicieuses qu'utiles, et il devient important, avant que d'y avoir recours, de diminuer la pléthore, de faciliter par d'autres moyens le retour du sang du bas-ventre, et de purger le canal intestinal (1).

§. CIX.

Il y a des malades qui ne peuvent jamais bien supporter les eaux minérales ferrugineuses,

(1) Il est bon de consulter ce que dit à ce sujet Marcard dans sa *Description des bains de Pyrmont.* « Il seroit mal vu d'employer l'eau de Pyrmont autant que les vaisseaux du bas-ventre regorgeroient de sang, que la circulation se trouveroit dérangée, ou même que le sang sembleroit vouloir s'écarter de sa route ordinaire et se répandre à travers un organe quelconque. Malgré que la vertu apéritive de cette eau minérale lui fasse mériter un des premiers rangs parmi les moyens les plus actifs contre les obstructions, il n'en est pas moins vrai que son action tonique et puissamment stimulante, est prononcée à un point trop éminent pour qu'elle puisse être employée avec sûreté là où il y affoiblissement de certains endroits du système vasculaire, et par suite, défaut de résistance ou de dilatation. Cette considération me force de désapprouver entièrement la conduite de cer-

même après les y avoir suffisamment préparés.
Ceux qui sont disposés aux congestions sanguines vers la poitrine ou la tête, sont exposés
à en essuyer des atteintes lorsqu'ils font usage
de ces eaux minérales. Elles provoquent encore
très-souvent le flux hémorrhoïdal là où il y a
disposition, et il n'y a pas d'erreur plus manifeste que celle de regarder ce résultat comme
heureux, car il n'est que la suite d'une congestion augmentée. Les eaux ferrugineuses enfin ne profitent point, dans la règle, aux hémorrhoïdaires doués de beaucoup de ressort et
d'irritabilité; mais elles conviennent supérieurement à ceux où il y a atonie et défaut d'irritabilité.

tains malades qui, sans prendre conseil de personne et
ne s'en rapportant qu'à eux-mêmes, vont visiter tous
les ans les bains de Pyrmont, sans y être aucunement
préparés, et y boivent une si grande quantité d'eau
qu'elles finissent par provoquer le flux hémorrhoïdal.
Mais aussi, et fort souvent, rien ne rétablit mieux la
santé, rien n'achève aussi bien l'ouvrage du médecin
que l'eau de Pyrmont, lorsqu'une fois les engorgemens
se trouvent dissipés jusqu'à un certain point, que le
sang a été rafraîchi, ou son abondance diminuée, et que
l'équilibre de la circulation est assez rétabli pour qu'il
n'y ait plus rien à appréhender de l'action stimulante
des eaux de Pyrmont, &c. ».

§. C X.

Le *vin rouge* employé très – sobrement est encore un excellent tonique, qui convient parfaitement à l'atonie du canal intestinal. Il y a des hémorrhoïdaires, dont le mal est principalement le résultat d'un relâchement, et auxquels il réussit on ne peut pas mieux.

§. C X I.

Il peut se présenter des cas où les hémorrhoïdes fermées, et en général la pléthore du canal intestinal, sont uniquement une suite de l'atonie de ce dernier, sans qu'il y ait engorgement du foie. On peut alors, toutefois que l'on est bien convaincu du fait, procéder de suite aux lavemens froids et autres toniques; mais il est peut-être très-difficile d'acquérir la certitude qui conviendroit à cet égard. Quand même le malade auroit été évidemment exposé à tout ce qui peut amener un état d'atonie, comme les lavemens chauds et les boissons chaudes, on ne pourroit en conclure que le foie soit resté exempt d'engorgement. Il est donc plus prudent, dans tous les cas, de débuter par de légers *résolutifs*, et de procéder ensuite aux lavemens froids, etc.

§. C X I I.

Nous comprenons généralement par *résolutifs*, les moyens propres à dissiper les engorgemens. Ils sont très-variés. L'*exercice* et les *frictions* sont des résolutifs mécaniques ; ils peuvent détruire les engorgemens en comprimant et en dilatant doucement et alternativement les vaisseaux. J'ai déjà parlé de l'exercice comme d'un puissant remède contre les hémorrhoïdes (§. LXXXII).

Les résolutifs chimiques peuvent agir de deux manières : 1°. En étendant les liquides, en augmentant leur fluidité, et en favorisant par ce moyen leur trajet dans les vaisseaux les plus subtils. 2°. En irritant les vaisseaux d'une manière spécifique (1) et en augmentant ainsi leur activité. Cette irritation peut s'effectuer ou idiopathiquement ou sympathiquement ; au reste nous sommes encore à savoir si certains de ces résolutifs chimiques agissent en étendant les liquides, ou bien en exerçant sur les solides une irritation tout-à-fait particulière et propre à chacun d'eux.

Quelques résolutifs sont en même temps *échauffans*, d'autres *rafraîchissans*. Il n'y a que ces derniers qui puissent convenir ici ; les autres augmentent les congestions dans les vaisseaux sanguins du canal intestinal.

____

(1) Je dis d'une manière spécifique, car tout ce qui est irritant n'est point pour cela résolutif.

(113)

§. CXIII.

Les médicamens que l'on se propose d'employer comme résolutifs chimiques dans la maladie qui nous occupe, doivent être introduits dans le canal alimentaire, afin de pouvoir exercer leur action sur le systême de la veine-porte. Il est hors de doute qu'ils ne puissent agir sympathiquement sur ce systême, lorsqu'une fois ils sont parvenus dans les intestins, aussi bien que les vers que renferme le canal intestinal, et qui peuvent altérer morbifiquement le systême biliaire. Les résolutifs qui agissent en étendant les humeurs, ne peuvent exercer qu'une action très-médiate sur le sang de la veine-porte, parce qu'ils étendent proprement celui des artères qui fournissent aux racines de cette veine, à moins cependant qu'on ne veuille admettre des rameaux absorbans de la veine-porte (§. XVI).

§. CXIV.

De tous les résolutifs qui peuvent être employés avec succès contre l'affection hémorrhoïdale, je n'en connois point de plus généralement salutaire, de plus prompt et de plus efficace que le *tartrite de potasse.* Bien certainement on ne doit pas être indifférent dans le traitement des diverses maladies, sur le choix de l'un ou de l'autre sel neutre, de l'un ou de

H

l'autre extrait amer, etc., malgré qu'il y ait des médecins qui regardent cette précaution comme superflue, et qui prescrivent sans distinction le premier sel neutre ou le premier extrait qui se présente à leur idée. Cette erreur dérive sans doute de cette habitude de la majorité des praticiens, d'allier à la fois dans une même ordonnance, plusieurs sels neutres et plusieurs extraits amers.

Le tartrite de potasse manifeste dans certains cas une efficacité particulière, et que n'a point tout autre sel neutre. Son action est si éminente dans l'affection hémorrhoïdale, que je ne balancerois pas à la qualifier de spécifique, si ici cette expression ne me paroissoit déplacée. Les tumeurs hémorrhoïdales diminuent déjà au bout de quelques jours d'usage de ce médicament, à moins qu'il n'y ait des circonstances majeures qui ralentissent la rapidité de son action. Il en est de même des douleurs qui disparoissent en peu de temps, entre autres celles de la région de l'os sacré, ainsi que cette sensation de mal-aise dans le bas-ventre, et qui tient à son état de pléthore. Enfin je ne connois point de médicament qui agisse plus avantageusement dans le flux hémorrhoïdal ainsi que dans le flux hépatique (fluxus hepaticus), que des observations réitérées me font regarder, avec le célèbre *Richter* (1), comme un flux hémorrhoïdal des intestins grêles.

Je fais prendre de ce sel deux fois par jour, le matin à jeun et le soir avant le coucher, à la dose d'un gros. Ce remède doit être continué pendant quelques mois, d'autant plus qu'au bout de chaque huitaine il est à propos de le suspendre pendant quelques jours. Je donne cette dose jusqu'à trois et même quatre fois par jour, lorsque les tumeurs veineuses sont très-prononcées ou très-douloureuses. Je n'en donne que deux scrupules par dose lorsque les malades sont sujets au dévoiement.

L'estomac supporte plus aisément ce médicament lorsqu'on le combine à un extrait amer, à raison d'un scrupule par gros de sel, et à une eau légèrement aromatisée (l'eau de mélisse).

Comment ce remède agit-il? — C'est ce que j'ignore; mais tout ce que je sais, c'est qu'il agit et que son action est salutaire.

§. C X V.

Les fruits, pourvu qu'ils soient parvenus à leur parfaite maturité et qu'ils ne soient point acides, sur – tout les raisins, les abricots, les

---

(1) *Richter*, Observations médicinales et chirurgicales, i. Goettingue, 1793.

H ij

prunes, sont un excellent résolutif rafraîchis-
sant qui convient parfaitement aux hémorrhoïdaires ; mais il faut en user avec modération,
de manière à ne point provoquer les flatuosités.

§. C X V I.

Les sucs végétaux résolutifs si employés de
pisse - en - lit et de *saponaire*, ont, selon mes
observations, un succès marqué dans le traitement des hémorrhoïdes. J'ai fréquemment combiné la saponaire au tartrite de potasse, et il
me paroît que l'estomac s'en trouve très-bien.
Je préfère la saponaire au pisse-en-lit ; l'usage
long – temps continué de cette première, convient sur-tout lorsque l'affection hémorrhoïdale
est compliquée avec un état rhumatismal. Il est
important d'avoir soin que tous ces extraits
soient exempts d'empyreume, et terminer à cet
effet, et pour qu'ils soient plus actifs, leur éva-
poration au bain – marie. S'il devenoit impossible de se procurer des extraits préparés de cette
manière, il vaudroit mieux se servir de fortes
décoctions très-saturées, que l'on feroit refaire
tous les deux jours et même tous les jours.

§. C X V I I.

En parlant de l'usage *interne* de ces résolutifs (§. CXIII), j'entends, comme de raison,

ceux qui se prennent par la bouche. L'on peut néanmoins employer également avec succès le suc des deux plantes précédentes en . *lavemens*. *Kœmpf* a, comme on sait, insisté dans son ouvrage important sur les décoctions de plantes résolutives administrées en lavemens appelés *viscéraux*, contre les engorgemens du bas-ventre. Je ne crois pas, à la vérité, que ces matières si variées et si extraordinaires, que les malades rendent à la suite de cette méthode, et que *Kœmpf* a désignées sous le nom d'*infarctus*, proviennent comme telles et par l'effet de ces lavemens, des racines de la veine-porte, malgré que quelques médecins très-estimables partagent cet avis, et que même un d'eux ait soutenu que la forme de ces matières prouvoit en faveur de cette assertion. Quant à moi, je les regarde toutes comme différens produits saburreaux du canal intestinal, et dont j'ai détaillé les différentes espèces dans un ouvrage particulier (1). Je considère ces éjections de fragmens tenaces, cohérens, en partie comme un mucus morbifique, qui quelquefois se trouve teint de bile noirâtre (pituita atrabilaria), en partie comme de la fibrine coagulée, et qui, avant que

______

(1) *Voy.* mon histoire de la saburre, de l'estomac et des intestins. Brunswick, 1793.

de l'avoir été, se répandit des vaisseaux mésentériques dans la cavité intestinale. Mais, au surplus, lorsque ces lavemens viscéraux ne produiroient d'autre bien que celui de fondre et d'éliminer cette matière saburrale, ils mériteroient pour cela seul d'occuper une place parmi les moyens les plus utiles, et le deviendroient sous ce rapport, sur-tout aux hémorrhoïdaires chez lesquels cet état se reneontre fort souvent. Nous pouvons encore ajouter, en faveur de ces lavemens, qu'il n'est point encore controuvé que les racines de la veine-porte n'exercent aucune absorption sur le canal intestinal (§. XVI), et il est très-possible de conserver cette hypothèse sans regarder pour cela les soi-disant *infarctus* comme des espèces de trombes détachées des vaisseaux.

§. CXVIII.

On parviendra, dans la règle, à amener une guérison radicale, ou du moins à opérer un soulagement marqué, en combinant les deux différens moyens rapportés aux §§. CII et CXI, sur-tout le tartrite de potasse (§. XCVIII). Il s'entend au reste, qu'il ne faut jamais négliger d'apprécier les *causes particulières* qui coïncident chez chaque malade, et qu'il est nécessaire d'avoir recours de préférence à tel ou tel

autre moyen, d'en ajouter même de nouveaux
lorsque des circonstances individuelles peuvent
l'exiger.

§. C X I X.

Lorsque la seule ou du moins la principale
cause de la maladie consiste dans une *atonie du
rectum*, ainsi que cela a lieu par l'abus de lavemens chauds et huileux, ceux d'eau froide
deviennent le meilleur, le plus puissant moyen
curatif.

Lorsque l'atonie est répandue sur tout le canal intestinal, comme à la suite d'excès en fait
de boissons chaudes, etc., ce même moyen,
joint à un usage continué d'eaux minérales ferrugineuses, est ce qui convient le mieux.

§. C X X.

Lorsqu'il existe des engorgemens dans le systême de la veine–porte par la suite d'une vie
très-sédentaire, d'abus de boissons spiritueuses,
de passions tristes, désagréables, etc. on doit
recourir aux résolutifs, et sur-tout au tartrite
de potasse.

§. C X X I.

Lorsque le canal intestinal est chargé de *saburre*, il s'agit avant tout de l'en débarrasser.
On y parvient par des minoratifs rafraîchissans. Quand il y a indication au vomissement,

les tumeurs hémorrhoïdales ne peuvent y opposer d'obstacle ; bien au contraire, on observe
souvent qu'elles prennent un meilleur caractère après l'emploi du vomitif, soit que la commotion qui l'excite favorise le retour du sang
par la veine-porte, soit que la bile évacuée
cesse d'alimenter une irritation morbifique.

§. CXXII.

S'il existe une pléthore générale du bas-ventre ; et encore plus, si cette pléthore est constitutionnelle, la saignée devient indispensable.
Elle doit être proportionnée au degré de réplétion et à l'état des forces du malade. Il est certain qu'une saignée générale pratiquée au bras
ou à la jambe, ne sauroit dégorger immédiatement le systême de la veine-porte ; cependant
elle sert toujours, en diminuant la masse générale du sang, à en affoiblir la quantité qui
pénètre par les artères du canal intestinal. J'ai
remarqué communément qu'une saignée générale ordonnée là où l'état de pléthore étoit très-
prononcé, soulageoit singulièrement les souffrances. La pléthore constitutionnelle exige
d'ailleurs impérieusement que l'on fasse précéder l'emploi des lavemens froids d'une saignée
générale.

L'effet et le soulagement que produit *un*

*dégorgement immédiat des vaisseaux du rec-
tum*, surpasse de beaucoup celui d'une saignée
générale. Je ne déciderai point si ce dégorgement résulte seulement de la dilatation des ori-
fices des artères exhalantes, qui, dans l'état de
santé, n'admettent aucun passage au cruor, ou
bien, si les racines de la veine-porte se débou-
chent dans la cavité du rectum ; je présume
cependant, que ce dégorgement part des tumeurs veineuses de ce dernier, qui effectivement
peuvent crever tout aussi bien que d'autres va-
rices, et se contracter après avoir donné issue
au sang. J'ai occasion d'observer tous les jours
un semblable phénomène à un ulcère variqueux
de la jambe. Au reste, le sang est trop foncé
en couleur pour le croire artériel.

Je n'ai observé que rarement, chez des personnes atteintes de tumeurs hémorrhoïdales,
ce dégorgement abondant et bienfaisant. J'en
ai vu beaucoup d'autres rester entièrement
exemptes de tout dégorgement sanguin, et chez
le reste je n'ai remarqué que rarement quelques foibles traces sanguinolentes lors de l'éjection fécale.

Il est imprudent et presque toujours nuisible
de provoquer le flux hémorrhoïdal par des *stimulans*. Leur manière d'agir suffit pour nous
convaincre de cette vérité. Ces médicamens

occasionnent par leur grande activité de telles congestions dans les vaisseaux sanguins des intestins, que ceux-ci se trouvent à la fin forcés de donner issue au sang qu'ils ne peuvent plus contenir. Son évacuation n'est point le seul résultat de leur action, car elle est bientôt suivie d'une nouvelle réplétion des vaisseaux, qui, non-seulement rend ces remèdes inutiles, mais qui les rend encore pernicieux dans le cas où la réplétion surpasse l'évacuation. *Hoyer* (1) dit avec raison, en rapportant l'histoire malheureuse d'un malade dont le médecin, en voulant provoquer le flux hémorrhoïdal par des stimulans internes et par des topiques irritans, lui attira une fistule à l'anus. « *Cet office appartient plutôt à la nature qu'à l'art* ».

L'on peut cependant diminuer d'une manière salutaire la pléthore du rectum par les *sangsues*, que l'on applique aux veines tuméfiées. Il y a long-temps que leur utilité a été reconnue dans ce cas (2). Je me suis évidem-

---

(1) Hoyeri, *Obs. de frustraneo et infelicissimo fluxum hæmorrhoïdalem provocandi conatu*. Dans les Actes des Curieux de la nature, III. Nuremberg, 1733. Obs. 17, p. 70. — « Expediturus arte quod non tam artis, quam naturæ est negotium ».

(2) *Chomel* a fourni une bonne dissertation à ce sujet : *Ergo tumidis hæmorrhoïdibus hirudines*. Elle se trouve

ment convaincu plus d'une fois combien les
malades se trouvoient soulagés par l'application
de quelques sangsues aux tumeurs veineuses de
l'anus, par la déplétion modique qu'elle pro-
cure. Mais aussi c'est à-peu-près à quoi se borne
l'effet de ce moyen ; les sangsues ne diminuent la pléthore du rectum que provisoi-
rement, et facilitent ainsi aux lavemens froids
la constriction des veines tuméfiées. Elles ne
peuvent effacer les sacs hémorrhoïdaux, qui,
bien au contraire, acquièrent ordinairement par
leur succion un peu plus d'épaisseur, parce que
l'irritation qu'elle entraîne détermine nécessairement un afflux vers les petits vaisseaux
qui sillonnent dans la substance des sacs hémorrhoïdaux. C'est même sous ce rapport qu'un
auteur se déclare contre l'usage des sangsues
lorsque ces sacs sont encore récens (1).

---

traduite en allemand avec des remarques par *Crell*, dans
le premier tome de la traduction de la collection de dis-
sertations de médecine pratique, par *Haller*. Berlin et
Stettin, 1781. *Schmucker* a très - bien exposé l'utilité
marquée des sangsues, non-seulement dans les hémorrhoïdes, mais encore dans d'autres maladies. Voy. sa
*dissertation historique et pratique sur l'Utilité médicale
des Sangsues, dans ses Mélanges de chirurgie*, tom. 1.
Berlin et Stettin, 1785.

(1) Jo. Nep. ab Humburg, *dissertatio : ergo hæmor-*

Lorsque l'hémorrhagie provoqueé par les sangsues est abondante, il s'ensuit une déplétion non-seulement des veines externes du rectum, mais encore de celles internes, en raison du rapport qui existe entre elles. Cependant, pour que cette hémorrhagie soit copieuse, il devient nécessaire d'humecter les morsures pendant un certain temps avec une éponge trempée dans de l'eau chaude, et d'entretenir ainsi le saignement après que les animaux auront lâché prise.

§. CXXIII.

Les femmes enceintes et dont la grossesse devient la première ou du moins une principale cause des tumeurs hémorrhoïdales, ne doivent espérer leur guérison que lorsqu'elles auront été délivrées du fardeau qu'elles portent dans leur sein. J'ai parlé plus haut (§. LXXXIX) de ce qu'elles doivent observer relativement au régime, afin de se procurer tout le soulagement que leur état peut admettre. Il faut qu'après l'enfantement elles restent couchées assez long-temps dans une position horizontale, et qu'elles ne commencent point à s'asseoir dès les premières semaines. On leur donnera tous

---

rhoïdi recenter tumidæ sectio, non hirudo. Vindob. 1765.

(1) Mélanges de Chirurgie, 1, pag. 109.

les jours, pendant leurs couches, deux doses de tartrite de potasse, et elles feront usage de lavemens froids (§. CII) dès que les lochies auront cessé.

§. CXXIV.

Les malades doivent rester couchés horizontalement, et ne point du tout s'asseoir à l'époque où les tumeurs sont *gonflées* et *douloureuses*. Ils facilitent par ce moyen le retour du sang, et quand même ils desireroient rester peu de temps assis, il est nécessaire qu'ils aient la précaution de se servir d'une espèce de bourrelet rond, sur lequel l'anus portant à faux n'éprouve aucune pression.

Les boissons doivent être aqueuses et la diète être entièrement végétale ; les boissons spiritueuses, le café, les viandes, doivent être soigneusement évités.

Le tartrite de potasse donné trois à quatre fois par jour, à la dose de deux scrupules jusqu'à un gros, devient ici d'un grand secours.

Le rectum ne supporte nullement les lavemens à cette époque de la maladie. Il est préférable alors d'injecter à-peu-près de trois heures en trois heures, soit une décoction d'avoine mondée, soit du lait frais, ou, ce qui vaut encore mieux, du lait d'amandes nouvellement

préparé, ou bien encore de l'huile d'olive ré-
cente mêlée à de la gomme arabique et de l'eau.

Le malade introduira souvent dans l'anus
du cérat de Saturne fraîchement préparé (avec
de l'extrait de Saturne, de l'huile, de la cire et
de l'eau). Pour cela faire, il en prendra une
bonne portion sur le bout du doigt, et il en
graissera suffisamment et de tous les côtés l'intérieur de l'anus. Ce cérat est, à beaucoup près,
préférable à l'onguent de linaire, dont on se
sert le plus souvent.

On nettoyera l'anus après chaque selle avec
du linge fin et mouillé.

On appliquera entre les fesses une espèce de
bouillie faite avec des *pommes pelées et rôties*
humectées de vin rouge. Ceux auxquels ce remède pourroit paroître trop coûteux, peuvent
y substituer un morceau de vieux linge très-
doux et trempé dans une dissolution de *sulfate
d'alumine*. Ces deux remèdes doivent être moins
que tièdes lorsqu'on veut les appliquer. Il y a
des malades qui ne supportent aucun de ces
topiques astringens, qui, loin de les soulager,
ne font alors qu'augmenter leurs douleurs. Dans
ce cas on peut avoir recours aux émolliens, tels
qu'un cataplasme tiède de mauve, de guimauve,
de fleurs de camomille, etc., ou bien les espèces émollientes officinales. La vapeur tiède

d'eau chaude que l'on jette dans la chaise percée, et dont on entretient la chaleur en y éteignant des pierres rouges, peut encore servir avec succès. Il est important, dans tout ceci, de bien modérer le degré de chaleur, soit des cataplasmes, soit des vapeurs. Il suffit que ces topiques produisent seulement une sensation de chaud, légère et agréable.

Une *saignée modique* n'est point sans utilité dans le cas présent, toutefois qu'elle n'est point contre-indiquée par l'état des forces du malade; elle devient même nécessaire là où il y a pléthore. L'application des sangsues au périnée peut compter ici parmi les bons moyens auxiliaires. On peut les poser aux sacs hémorrhoïdaux même, lorsqu'ils ne sont point enflammés, et que la douleur ne réside seulement que dans les veines du rectum. Je désapprouve cependant ce dernier moyen, là où l'inflammation des sacs existe déjà, parce que la succion ne fait ordinairement que l'aggraver.

Les minoratifs présentent ici une utilité double; ils empêchent non-seulement que la matière fécale ne s'endurcisse et que son passage ne devienne pénible et douloureux, mais encore ils éloignent, en éliminant la matière saburrale, l'irritation qu'elle pourroit produire. Je me sers à cet effet d'une dissolution de manne,

à laquelle je joins un peu de sulfate de magnésie et de teinture de rhubarbe. Cette dernière
prévient, en quelque façon, les flatuosités que
la manne pourroit exciter.

Les vomitifs se trouvent par fois indiqués
dans cet état et y réussissent ordinairement,
soit que la secousse inséparable de leur action
favorise le transport du sang par le foie, soit
que la bile contracte dans quelques cas une
âcreté assez marquée pour augmenter, par une
irritation sympathique, l'état inflammatoire des
tumeurs.

§. C X X V.

Dans le cas où un sac hémorrhoïdal seroit
très-épais et regorgé de sang, j'insiste volontiers sur son ouverture par la lancette. Il en
résulte un dégorgement que l'on peut entretenir autant qu'on le juge à propos, par le
moyen d'une éponge imbibée d'eau chaude. Ce
dégorgement désemplit les vaisseaux là où il
s'agit de diminuer la pléthore, et facilite la
contraction des veines tuméfiées. Lorsque l'écou-
lement du sang aura été jugé suffisant, on appliquera une compresse imbibée d'un mélange
à parties égales de vinaigre et d'eau-de-vie,
que l'on assujettira par un bandage en forme
de T.

Il est nécessaire, pour la réussite de cette

opération , que la lancette soit extrêmement fine , pointue et tranchante. Plus la tumeur est bouffie et tendue, plus l'incision devient facile. Il faut, tout en plongeant l'instrument dans le sac, retenir celui-ci par les deux doigts, de manière qu'il ne puisse fléchir d'aucun côté, et pour en même temps augmenter la tension de la peau. Il est nécessaire d'avoir soin de ne point trop plonger la lancette, pour ne pas léser le paroi vasculaire qui se trouve opposé à la pointe de l'instrument ; cependant il faut l'enfoncer assez pour traverser les tuniques et ouvrir la veine. Il ne suffit pas, et pour que l'incision soit assez grande, de piquer seulement, il faut couper en même temps , ainsi que cela se pratique à l'ouverture d'un abcès ; car lorsque la plaie est trop petite, le sang coagulé la bouche bientôt, et elle se referme trop promptement.

Plus les sacs sont récens, du moins plus ils sont nouvellement tendus et bouffis , mieux l'opération réussit. Lorsqu'une fois l'inflammation y est portée à un très-haut point , la suppuration devient inévitable, et résiste à tous les moyens qu'on pourroit lui opposer ; cependant elle n'est jamais très-fâcheuse et les plaies se ferment bientôt , à moins que des circonstances particulières ne lui donnent un caractère grave.

I

Lorsque les sacs sont très-épaissis, *l'incision avec une lancette très-tranchante* devient encore le meilleur et l'unique moyen de curation. J'entends par *épaississement* de ces sacs cet état où leurs tuniques ont acquis une épaisseur considérable, et où en même temps ils sont regorgés et douloureux. *Schmucker*, un des chirurgiens des plus expérimentés, désapprouve entièrement l'application des sangsues à des sacs hémorrhoïdaux épaissis et gonflés, et rapporte un fait très-remarquable qui prouve en faveur de l'incision. Il dit à ce sujet (1) : «Il est contre le bon sens d'appliquer les sangsues à des tumeurs d'un trop fort volume, et cependant j'ai vu avoir recours à elles, là où ces tumeurs avoient la grosseur d'une pomme. Je suppose qu'un chirurgien qui s'en sert en pareil cas, n'a aucune connoissance de la structure ni de la nature des tumeurs hémorrhoïdales de cette espèce; car plus la tumeur acquiert de volume, plus le diamètre de ses tuniques devient considérable : j'en ai vu qui étoient de l'épaisseur du petit doigt. Or il est évidemment impossible que les sangsues puissent percer des membranes épaissies à ce point, et débarrasser les sacs du sang engorgé qu'ils renferment. Elles sont donc, en

____

(1) Mélanges de Chirurgie, 1, pag. 109.

pareille occurrence, non - seulement inutiles, mais j'ai même vu de ces sortes de tumeurs devenir carcinomateuses, par l'application de sangsues et de remèdes inconvenables ». Je ne suis point persuadé, quant à moi, que la morsure seule des sangsues puisse rendre les tumeurs càrcinomateuses ; il faut nécessairement que des circonstances accessoires aient contribué à amener cet état. Quoi qu'il en soit, je suis intimement convaincu que les sangsues sont très-nuisibles en pareil cas.

Un sac qui se trouve être épaissi de cette manière, a besoin d'être partagé en deux par le milieu. Il reste, à la vérité, deux lambeaux après l'opération ; mais il y a des cas où ils se contractent par l'usage des lavemens froids et de fomentations astringentes, au point de ne laisser aucune incommodité. Cependant ils n'en sont pas toujours exempts ; les deux lambeaux peuvent devenir durs, et la plaie former un ulcère dont ils empêchent la guérison. C'est pour cette raison que lorsqu'en fendant la tumeur on s'apperçoit que ses deux moitiés sont assez dures et épaissies pour faire appréhender cet inconvénient, il vaut mieux les extirper de suite avec des ciseaux concaves et bien tranchans. Cette opération présente de grands inconvéniens, et peut même devenir impossible

lorsqu'une fois les lambeaux se sont con-
tractés.

Celse recommande l'extirpation totale des
sacs hémorrhoïdaux (1), et de faire précéder
cette opération par des drastiques, afin de les
faire saillir; de lier alors chaque sac avec un
fil, et de le couper au-dessus de ce fil; enfin, d'attirer par le moyen d'un crochet le
sac vers soi, dans le cas où sa base seroit très-
large. Il seroit peut-être très-difficile d'opérer
ainsi la plupart des sacs hémorrhoïdaux sans
avoir besoin du crochet, et il est hors de doute
que le tiraillement qu'éprouveroit par un pareil
procédé la membrane du rectum, ne puisse
devenir pour le moins aussi pernicieux que les
purgatifs que l'on employeroit pour faire ressortir ces tumeurs. Je ne suivrai certainement
jamais ce conseil de *Celse*, quelle que soit ma
vénération pour ses écrits.

Hippocrate va plus loin (2). Il conseille d'a-
néantir les sacs par le cautère actuel, et assure
que l'on peut tailler, coudre, lier l'anus, sans
qu'il n'en résulte rien de fâcheux. On n'aura

____

(1) *Celsus* de medicina. Lib. vii, c. 36. ed. Bipont.
1786, pag. 492.

(2) Ou quelque puisse être l'auteur du livre qui fait
partie des Œuvres d'Hippocrate, *de Hœmorrhoïdibus.*
Ed. Focs. p. 891.

point de peine à croire ce qu'il dit, lorsqu'il ajoute que les malades poussent des cris pendant l'opération et que l'on est obligé de les tenir, car bien certainement le rectum est une partie des plus sensibles. Je n'ai aucune connoissance que l'on ait pratiqué de nos temps cette méthode avec succès. *Heister* (1) dit avec raison qu'elle n'est ni sûre ni prudente.

On trouve quelquefois un grumeau de sang coagulé dans le sac que l'on vient d'ouvrir : on peut le retirer avec des pincettes.

§. CXXVI.

Lorsqu'une *chute du rectum* se joint à une forte tumeur de ses veines, il devient instant de réduire l'intestin. On entoure à cet effet le doigt, de préférence l'index, d'un linge mince et souple, ou bien on le couvre du doigt d'un gant de peau très-fine; on graisse bien le linge ou la peau du gant avec de l'huile fraîche, et on place alors le doigt perpendiculairement, comme si on vouloit l'introduire dans l'anus, sur l'orifice de l'intestin. En exécutant cette manœuvre, le malade doit être fortement incliné en avant en s'appuyant sur ses genoux et sur ses mains, de manière à ce que la poitrine se trouve plus basse que le ventre ; ou bien, si

______

(1) Voy. *sa Chirurgie.* Nuremberg, 1736, p. 806.

c'est un enfant, on lui fait observer à-peu-près la même position, en le renversant sur les genoux d'une autre personne, et en l'y tenant de manière que le bas-ventre soit libre et nullement comprimé. On fait écarter par un aide les deux fesses du malade, afin de faciliter la rentrée de l'intestin, qui ordinairement s'effectue aisément de cette manière. Lorsque l'opération ne réussit point de suite, on peut injecter un peu d'huile dans le rectum, afin de le rendre plus souple. Du moment même qu'il a repris sa place, l'aide lâche les deux fesses qu'il tenoit écartées. On applique alors une couche épaisse de compresses graduées que l'on aura imbibées de vinaigre, ou encore mieux de vin; on assujettit le tout par un bandage en forme de T, et on humecte les compresses de deux heures en deux heures. Le malade est obligé dès ce moment de s'abstenir, pendant quelques semaines, de toute espèce de nourriture qui pourroit produire de la matière fécale abondante et consistante, comme du pain grossier, des légumes siliqueux, des farineux, etc. Il se restreindra à des potages de riz, de semouille; à du pain blanc léger, etc. On entretiendra tous les jours le ventre libre par un lavement froid.

F I N.

www.ingramcontent.com/pod-product-compliance
Ingram Content Group UK Ltd.
Pitfield, Milton Keynes, MK11 3LW, UK
UKHW020842120726
13693UKWH00002B/782